Dr. med. Sebastian Mathew
Dr. med. Eva Kettler-Schmut
Univ.-Prof. Dr. Otto Schmut

Ghee

Das Gold der Ayurveda-Medizin

Dr. med. Sebastian Mathew
Dr. med. Eva Kettler-Schmut
Univ.-Prof. Dr. Otto Schmut

Ghee

Das Gold der Ayurveda-Medizin

VERLAGSHAUS DER ÄRZTE

Abbildungsverzeichnis:

Cover: Dr. Otto Schmut

Rezeptbilder: Heimo Bauer, Werner Stieber

Dr. Otto Schmut: Seite 12, 14, 17, 18, 20, 21, 22, 23, 30, 57, 58, 62, 71, 77, 83, 84, 85, 91, 92, 93, 95, 96, 97, 98, 99, 112, 156, 157

Mag. Martin Schrampf: Seite 19, 103, 104, 105, 106, 107, 108, 110 o., 111, 115, 116, 117, 118, 119, 120, 121, 124

Dr. Sebastian Mathew: 35, 42 o., 46, 49, 50, 51, 125 o.

Bernd Chibici: Seite 72

PhotoDisc: Seite 42 u., 55, 60, 62, 64, 79, 88, 94, 94,

PhotoAlto: Seite 28, 33, 38, 43, 54, 59, 67, 109, 110 u.

Wien, 2. Auflage 2011

ISBN 978-3-902552-96-9

Umschlag & Satz: malanda-Buchdesign, Andrea Malek, 8010 Graz
Projektbetreuung: Mag. Michael Hlatky
Druck & Bindung: Druckerei Ferdinand Berger & Söhne Ges.m.b.H., 3580 Horn

Aus Gründen der leichteren Lesbarkeit – vor allem in Hinblick auf die Vermeidung einer ausufernden Verwendung von Pronomen – haben wir uns dazu entschlossen, alle geschlechtsbezogenen Wörter nur in eingeschlechtlicher Form – der deutschen Sprache gemäß zumeist die männliche – zu verwenden. Selbstredend gelten alle Bezeichnungen gleichwertig für Frauen.

www.aerzteverlagshaus.at

Einleitung

Was ist eigentlich Ghee? Wie spricht man dieses Wort aus? Wozu kann man Ghee verwenden? Ist Ghee nun Nahrungsmittel oder Heilmittel? Ist Ghee mehr als nur zerlassene Butter? Was hat Ghee mit Ayurveda zu tun?

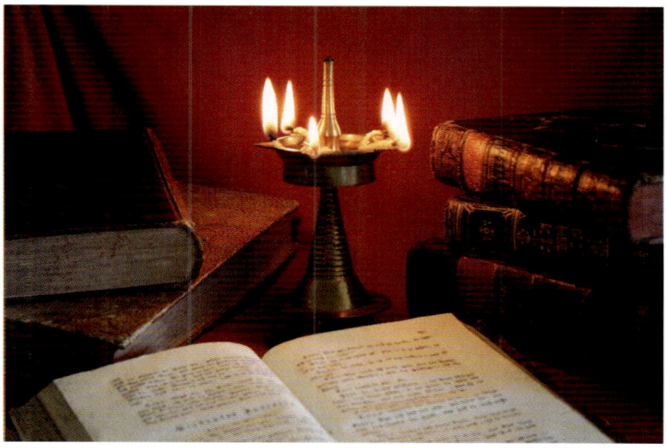

Ghee (engl.) wird „Gi" ausgesprochen und ist eine aus Butter speziell aufbereitete, gelblichweiße, fettig-ölige Substanz. Zur Herstellung von Ghee wird ungesalzene Butter durch langsames und vorsichtiges Kochen von Wasser, Eiweiß und Milchzucker befreit.

In Indien ist Ghee als Ghrta (Sanskrit) oder Ghi (Hindi) schon seit Jahrtausenden bekannt, wie Berichte auf alten Palmblättern und in Büchern beweisen. Auch im Kamasutra (vermutlich 200 n. Chr. von Vatsyayana verfasst) wird Ghee bereits erwähnt. Seine Bekanntheit ist nicht nur auf Indien beschränkt, auch in Pakistan, Südostasien, Ägypten, Äthiopien und im arabischen Raum wird Ghee verwendet.

Ghee wird hauptsächlich aus der zu Butter verarbeiteten Milch der Kuh aber auch von Ziege, Schaf, Kamel, ja sogar von Elefanten und Yak hergestellt.

Ebenso ist in den Alpenländern dieses hier als Butterschmalz bezeichnete ölige Fett schon lange bekannt und wird in Gegenden mit Rinderhaltung hergestellt.

Nicht nur zur Ernährung und zum Kochen wird Ghee verwendet, es wird auch als das Juwel der altindischen Medizin bezeichnet. Es handelt sich also um ein Allround-Hausmittel und Lebenselixier. Ihm werden verschiedene Wirkungen zugeschrieben, so soll es die Verdauung fördern, den Appetit anregen, die Konzentration steigern und den Körper entgiften. Es hilft bei Fieber, wirkt bei Blutarmut, fördert die Wundheilung, bessert Verstopfungsprobleme und löst Krampfhusten. Es soll verjüngend, zellregenerierend, reinigend, kräftigend, entzündungshemmend und allgemein heilend wirken, den Gewebestoffwechsel anregen und die Immunabwehr stärken.

Ghee wird innerlich angewendet, dient aber auch als Trägerstoff für ayurvedische Heilmittel und als Salbengrundlage. Massagen mit warmem Ghee sollen eine positive Wirkung auf die Haut haben und trockener und rauer Haut entgegenwirken. Massieren der Füße mit Ghee kann beruhigenden Einfluss auf Schlafstörungen und Kopfschmerzen haben sowie Nervosität und Erschöpfung bekämpfen. Körperwarmes Ghee, auf die Augen gegossen, wirkt positiv auf rote und gereizte Augen.

In der Ayurveda-Medizin, die sich immer schon der positiven Wirkung des Ghee bewusst war, werden Antworten zum Verständnis der besonderen Eigenschaften dieses hier als Heilmittel eingesetzten Fetts gegeben. Die moderne medizinische Forschung versucht nun auch, die Bedeutung des Ghees für die Gesundheit wissenschaftlich zu untersuchen.

Aus Butter hergestellt, hat Ghee ein angenehmes Aroma und besitzt den Vorteil, weit länger haltbar zu sein als Butter. Selbst ohne Kühlschranklagerung wird Ghee eine Haltbarkeit von vielen Jahren zugesprochen, wenn es luftdicht und trocken aufbewahrt wird. Inder schwören sogar darauf, dass es für medizinische Einsätze immer besser wird, je länger man es „reifen“ lässt.

Weiters werden indische Öllampen in Tempeln bei Hochzeiten, Begräbniszeremonien und religiösen Riten mit flüssigem Ghee betrieben. Diese kostbare Substanz bezeichnet man wegen ihrer besonderen Eigenschaften und der positiven Wirkung auch als königliches Öl.

In den folgenden Kapiteln soll ein Überblick über die chemischen Eigenschaften, die Bedeutung des Ghees im Ayurveda, aber auch in der westlichen Medizin gegeben werden. Eigene Abschnitte sind der Anwendung des Ghees am Auge und der Beimischung von Heilkräutern zum Ghee gewidmet. Ein bebilderter Kochbuchteil, in dem sowohl indische Küche als auch heimische Rezepte mit Ghee vorgestellt werden, rundet das Buch ab.

Die Autoren

Graz, Klagenfurt
Frühjahr 2008

Inhaltsverzeichnis

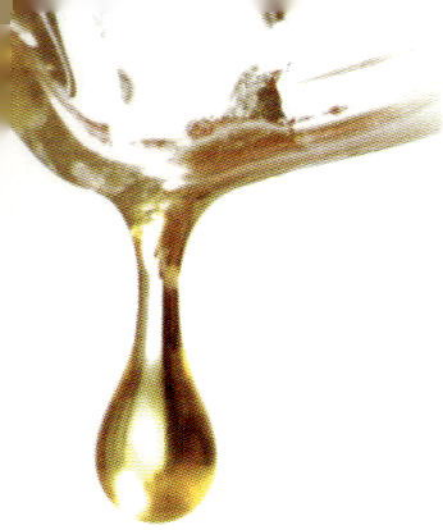

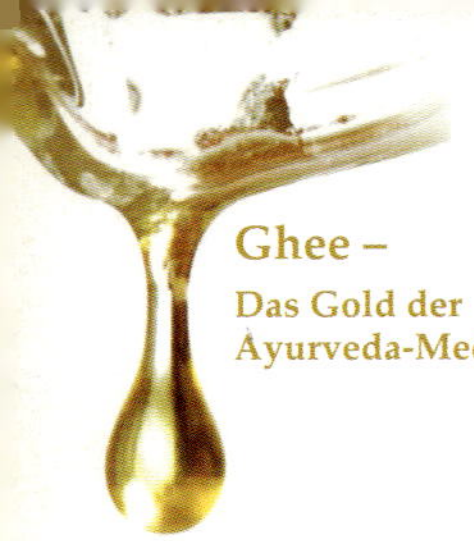

Ghee chemisch

Woraus besteht Ghee? Wie und woraus wird es hergestellt? Welche Vorteile hat Ghee gegenüber unbehandelter Butter? Warum ist Ghee so lange haltbar? Welche Vitamine sind im Ghee enthalten? Was ist oxidativer Stress? Welche Krankheiten bewirkt oxidativer Stress? Kann Ghee oxidativen Stress beseitigen?

Ghee wird aus Butter erzeugt

Wenn es auch Ziegenbutter, Schafbutter, Yakbutter, Kamelbutter u.v.a. gibt, soll im Folgenden nur von Butter und Ghee aus Kuhmilch gesprochen werden.

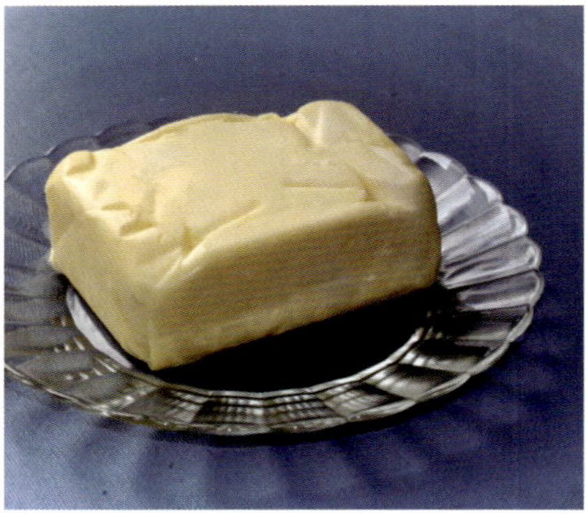

Butter wird üblicherweise aus dem Rahm der Milch von Kühen gewonnen. Dazu müssen für ein Kilogramm Butter über 25 Liter Rohmilch verarbeitet werden.
Es ist seit Jahrtausenden bekannt – und auch manchen von uns schon passiert –, dass Milch beim Transport (früher auf dem Rücken von Tragtieren) durch das Schütteln vor allem bei erhöhter Temperatur zu einer Verklumpung von Fett führt. Es ist ungewollt Butter entstanden.

Herstellung von Butter

Auch wenn Butter immer aus dem Rahm der Milch hergestellt wird – Butter ist nicht gleich Butter.

Früher waren zur Butterproduktion auf dem Bauernhof Butterfässer in Verwendung. Darin wurde der von der Milch abgeschöpfte Rahm so lange geschlagen, bis die Eiweißhüllen, die das Fett des Rahms umgeben, durch die mechanische Bearbeitung aufgebrochen waren. Dabei entstehen Butterkörner und die Buttermilch trennt sich ab. Die Butterpartikel werden durch Kneten zusammengefügt, wobei die so genannte Rohbutter entsteht, die gewaschen, geformt und abgepackt wird.

In den modernen Molkereien werden heute elektrisch betriebene Zentrifugen und Buttermaschinen eingesetzt, die nach dem gleichen Prinzip wie in alter Zeit arbeiten und die Natürlichkeit der Butter bewahren. Im Anschluss erfolgt die vollautomatische Ausformung und Verpackung.

In **Deutschland** gibt es üblicherweise drei Buttersorten:
Sauerrahmbutter wird aus mikrobiell gesäuerter Milch oder Rahm produziert. Mittels spezieller Milchsäurebakterien bilden sich Aromastoffe, die der Sauerrahmbutter den charakteristischen Geschmack verleihen.
Süßrahmbutter wird aus Milch oder Rahm, aber im Gegensatz zur Sauerrahmbutter ohne den Zusatz von Milchsäurebakterien hergestellt. Der Geschmack ist sahnig-mild. Beim Erhitzen flockt sie nicht so schnell aus wie die Sauerrahmbutter und kann somit zur Zubereitung warmer Saucen verwendet werden.
Mild gesäuerte Butter ist eine Süßrahmbutter, in die nach der Reifung Kulturen von Milchsäurebakterien eingerührt werden.
Nach Erfüllung bestimmter Qualitätskriterien kann Butter als **Deutsche Markenbutter** oder **Deutsche Molkereibutter** in den Handel gebracht werden.

Österreichische Butterarten sind
Teebutter mild-säuerlich-aromatisch, manchmal auch mit einem Obers- (Sahne) Geschmack. Um die Entstehung des Namens ranken sich zahlreiche Legenden. Eine Version stammt aus der Zeit um 1900, als das englische Königshaus feine Butter aus Oberösterreich importierte, die zu feinem Teegebäck verarbeitet wurde. Eine andere Legende leitet sich aus einer Kombination von TE für **Te**schen und E für **E**rzherzöglich ab. Der österreichische Kaiserhof bezog Butter aus besten Lagen in Schlesien, die in den Molkereien des Erzherzogs Friedrich in Teschen zubereitet wurde. Heute entspricht Teebutter laut österreichischem Lebensmittel-Codex der Güteklasse I bei Butter.
Landbutter (Bauernbutter) wird direkt auf dem Bauernhof aus Rohmilch hergestellt, ist jedoch meist vielfältiger in Geschmack und Geruch.
Tafelbutter hat leichte Geruchs- und Geschmacksabweichungen gegenüber der feinen Teebutter.
Bei der **Kochbutter** können die Geruchs- und Geschmacksabweichungen stärker ausgeprägt sein als bei der Tafelbutter.

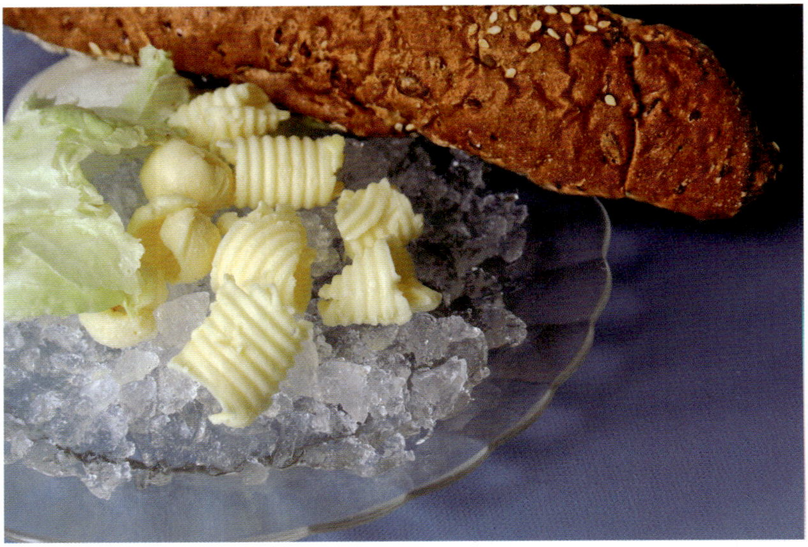

Sommerbutter wird sowohl aus frischem als auch aus eingefrorenem Sommerrahm (während der Grünfutterperiode gewonnen) hergestellt und ist besonders gefärbt und streichfähig.
Im Handel gibt es noch eine Vielzahl von **Butterzubereitungen,** die weitere Zutaten wie z.B. Gewürze enthalten. So gibt es Knoblauchbutter, Kräuterbutter, Lachsbutter, Sardellenbutter, Café-de-Paris-Butter etc.
Salzbutter, ist eine Butter, die mit verschiedenen Salzarten versetzt ist; sie wird in anderen Ländern (Frankreich, England) häufiger angeboten.
Immer öfter werden auch **Bioprodukte** unter verschiedenen Bezeichnungen wie Bio-Almbutter etc. angeboten, um dem Trend nach Bioangeboten nachzukommen.

Fettarme Buttersorten

Dreiviertelfettbutter hat einen Fettgehalt von 60 bis 62 Prozent. Zur Konservierung kann Sorbinsäure zugesetzt werden. Auch Gelatine, Genusssäuren und Emulgatoren sind als Zusätze erlaubt.
Der Begriff „fettreduzierte Butter" ist ebenfalls üblich.

Halbfettbutter hat einen Fettgehalt von 39 bis 41 Prozent und wird auch „light", „leicht" oder „fettarm" genannt. Der hohe Wassergehalt dieser Butter verleiht ihr auch spezielle Eigenschaften, sodass diese nicht zum Kochen, Backen oder Braten geeignet ist.

Margarine ist etwas ganz anderes als Butter

Im Gegensatz zur Butter, die tierischen Ursprungs ist, bilden pflanzliche Öle den Hauptbestandteil der Margarine.
Damit die Öle ein streichfähiges Produkt, eben die Margarine, bilden, müssen entweder harte Pflanzenfette beigefügt oder eine chemische Härtung vorgenommen werden. Dabei werden die ungesättigten Fettsäuren der Öle teilweise in gesättigte, feste Substanzen umgewandelt, was einen Anstieg der Schmelztemperatur zur Folge hat. Da Margarine großtechnisch hergestellt werden kann, ist sie im Vergleich zur Butter preiswerter. Auch der geringere Cholesteringehalt verleiht der Margarine das Image, gesünder zu sein.

Zusammensetzung

Butter enthält mindestens 82 Prozent Fett und höchstens 16 Prozent Wasser.

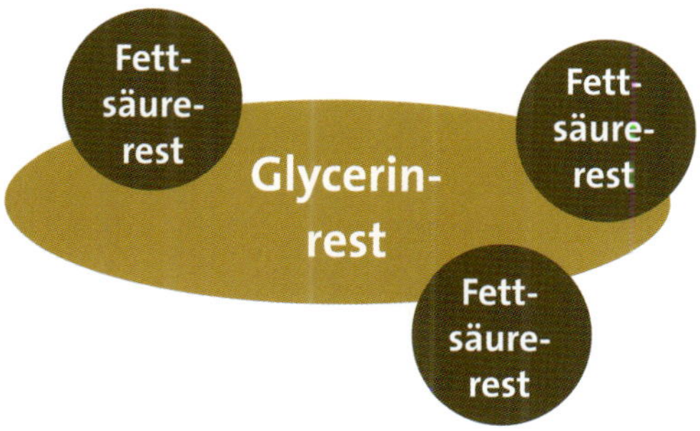

Fett besteht aus Glycerin und damit verbundenen Fettsäuren.

Chemische Analyse von Butter

100 g Butter enthalten ungefähr 82 g Fett, darin sind enthalten:
einfach ungesättigte Fettsäuren (~ 23 Prozent, hauptsächlich Ölsäure)
mehrfach ungesättigte Fettsäuren (~ 2 Prozent, meist Linolsäure)
langkettige, gesättigte Fettsäuren (~ 55 Prozent)
kurz- und mittelkettige gesättigte Fettsäuren (~ 12 Prozent)

Weiters

Cholesterol ~ 230 mg
Eiweiß (Protein) ~ 1 g
Milchzucker ~ 0,5 g
Vitamin A ~ 0,7 mg
Provitamin A (Beta-Carotin) ~ 0,3 mg
Vitamin D 1–3 µg
Vitamin E 1–2 mg
Mineralstoffe ~ 0,5 g
Wasser ~ 16 g

Die Angaben variieren bei den Analysen und sind, bei einem Naturprodukt verständlich, daher nicht als Absolutwerte anzusehen.

Da im Grünfutter des Sommers mehr ungesättigte Fettsäuren enthalten sind, ist die im Sommer hergestellte Butter streichfähiger als die Butter, die im Winter produziert wird. Im Winterfutter sind mehr gesättigte Fettsäuren enthalten, die für die etwas festere Konsistenz der Butter verantwortlich sind.
Mischungen beider Butterarten ermöglichen es, über das Jahr die annähernd gleichen Eigenschaften der Butter zu erzielen.
So wie der Gehalt an Fettsäuren ist auch der Vitamingehalt der Butter saisonalen und regionalen Schwankungen unterworfen.
Da Inhaltsstoffe des Futters in die Milch und somit in die Butter gelangen, ist es zweifelsohne für die Qualität der Milchprodukte von Bedeutung, mit welchen Futterarten und Beimengungen zum Futter die Kühe ernährt werden.

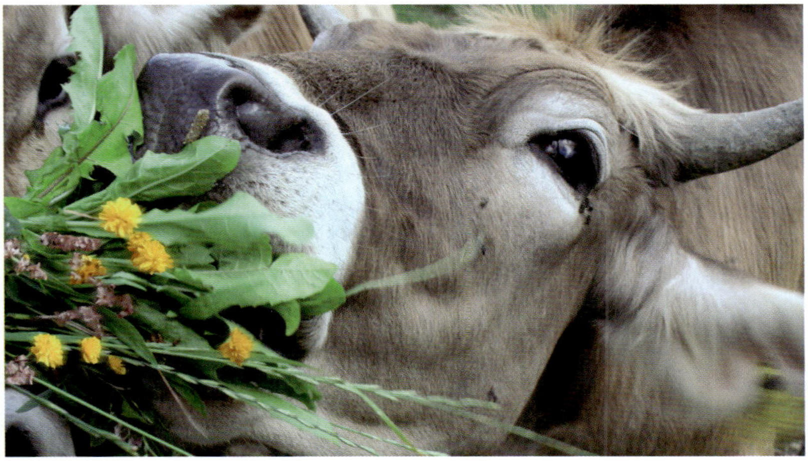

Farbe der Butter

Zwei Faktoren sind für die Farbe der Butter verantwortlich:
Die Art des **Futters,** das die Kühe fressen und die Menge der zur Butter **zugesetzten Farbstoffe.**
Im Sommer sind im Grünfutter mehr Carotinoide (gelborange Farbstoffe) enthalten. Diese fettlöslichen Farbstoffe reichern sich in der Milch an und gelangen damit in die Butter. Dadurch hat die Sommerbutter eine kräftigere, gelbe Farbe als die Winterbutter. Bei der im Winter erzeugten Butter kann durch den zugesetzten Farbstoff (Beta-Carotin) die „Sommerfarbe" erzeugt werden.
Böse Zungen behaupten, dass der weißen Butter deshalb gelbe Farbstoffe beigefügt werden, damit die bei nicht mehr ganz frischer Butter außen auftretende Gelbverfärbung nicht so sehr auffällt.
Das Färben der Butter ist weltweit nicht überall gleich, so gibt es Länder, die auf reinweiße Butter Wert legen.

Verwendung

Butter eignet sich besonders gut zum Dünsten, Dämpfen und Verfeinern von Gerichten und Saucen. Allzu hohe Temperaturen, wie sie jedoch beim Backen oder Braten auftreten, verträgt Butter nicht. Durch den Wassergehalt und den Eiweißanteil lässt sich Butter nicht hoch erhitzen.

Ranzig werden

Lässt man Butter längere Zeit bei Raumtemperatur unter Licht- und Sauerstoffeinfluss stehen, wird sie ranzig. Sie bekommt eine stark gelb gefärbte Oberfläche und riecht unangenehm. Das „Ranzigwerden" (lat. rancidus = stinkend) der Butter ist ein natürlicher biochemischer Abbauvorgang, der durch Enzyme und Mikroorganismen ausgelöst wird. Der Wassergehalt der Butter bildet die Grundlage für diesen Vorgang.

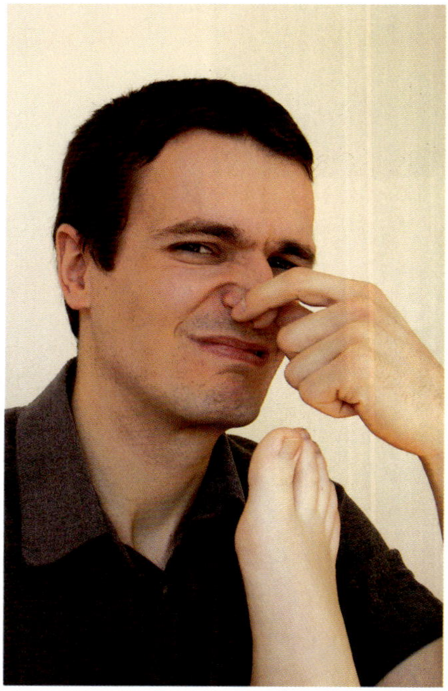

Ranzige Butter riecht unangenehm. Besonders die Buttersäure, die auch für den Geruch von Schweißfüßen verantwortlich ist, ruft bei ranziger Butter die unangenehmen Erscheinungen hervor.

Dabei werden einerseits die Fette unter Anlagerung von Wasser in Glycerin und Fettsäuren gespalten (hydrolytische Spaltung). Dafür sind wiederum Enzyme, die so genannten Lipasen, verantwortlich.

Andererseits werden die ungesättigten Fettsäuren durch den Sauerstoff in der Luft oxidiert und zu kurzkettigen Fettsäuren abgebaut. Durch beide Vorgänge, die ineinander übergreifen, entstehen zahlreiche Abbauprodukte, darunter auch die Buttersäure, die für den unangenehmen Geruch und Geschmack verantwortlich sind.

Sommerbutter wird leichter ranzig, weil sie einen höheren Anteil an ungesättigten Fettsäuren enthält.

Mischt man Salz in die Butter, so wird die Butter nicht so leicht ranzig, da das Salz der Butter das Wasser entzieht.

Ranzige Butter ist nicht gesundheitsschädlich, entspricht aber normalerweise nicht unseren Vorstellungen von gutem Geschmack. Allerdings wird in bestimmten Ländern (Nepal, Tibet) ranzige Yakbutter als Zusatz von Tee genossen und als einfach „himmlisch" bezeichnet.

Ranzige Anteile der Butter können mit dem Messer abgeschabt werden. Ein Hausmittel, um ranzige Butter zum Kochen weiterverwenden zu können, besteht darin, die Butter unter Zugabe eines Stücks Schwarzbrotrinde langsam zu erhitzen.

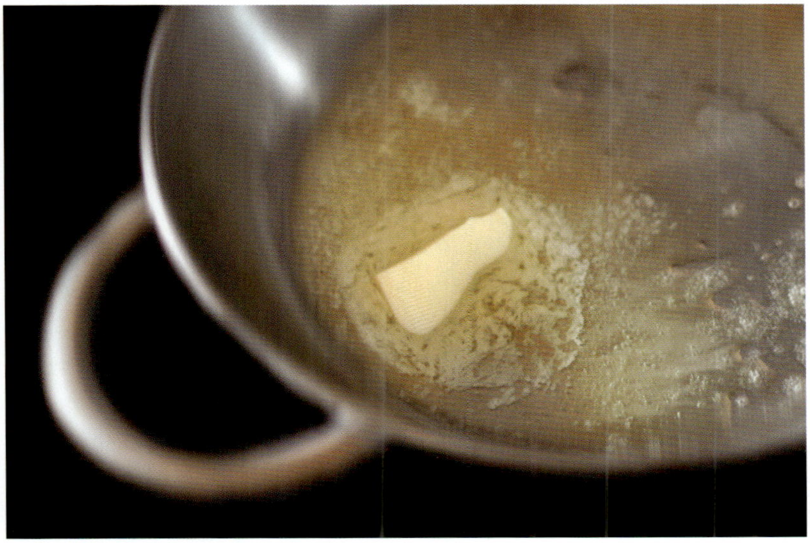

Butter kann nicht hoch erhitzt werden.

Stark ranzige Butter sollte aber vor allem von Menschen mit empfindlichem Magen-Darm-Trakt nicht mehr verwendet werden.

Von der Butter zum Ghee

In Ländern, die klimatisch zu den heißen zählen, war es vor hunderten Jahren, als es noch keine elektrischen Kühlschränke gab, notwendig, die Lebensmittel auf verschiedene Arten zu konservieren. Dabei sollte sicher auch die Butter vor dem raschen Ranzigwerden geschützt werden.
Indien produziert weltweit die meiste Butter, und so ist es nicht verwunderlich, dass hier schon immer großer Wert darauf gelegt wurde, Butter über längere Zeit haltbar und genießbar zu machen.
Eine Verbesserung der Haltbarkeit der Butter durch das so genannte **Ausschmelzverfahren** (Klärung) wurde schon sehr früh entdeckt.

Herstellung von Ghee

Wie oben beschrieben, sind der Wassergehalt, der Proteinanteil und das Vorhandensein von Mikroorganismen in der Butter für das Ranzigwerden verantwortlich.

Ziel bei der Ghee-Herstellung ist es, das Wasser, das Eiweiß (Proteine), Milchzucker und Salze durch Erwärmen aus der Butter zu entfernen. Dieser Vorgang stellt ein Ausschmelzverfahren dar und wird auch als Klärung der Butter bezeichnet. Dazu gibt es viele Möglichkeiten. Die industrielle Produktion unterscheidet sich dabei grundlegend von der Herstellung in der eigenen Küche.

Aber auch bei der **Herstellung zum Hausgebrauch** gibt es immer wieder Unterschiede, die oft als wohl gehütetes Geheimnis bewahrt und weitergegeben werden.

Prinzipiell wird Butter in einem Gefäß bei niederer Temperatur am Herd zum Schmelzen gebracht. Unter ständigem Rühren wird weiter erhitzt, wobei das Wasser aus der geschmolzenen Butter entweicht.

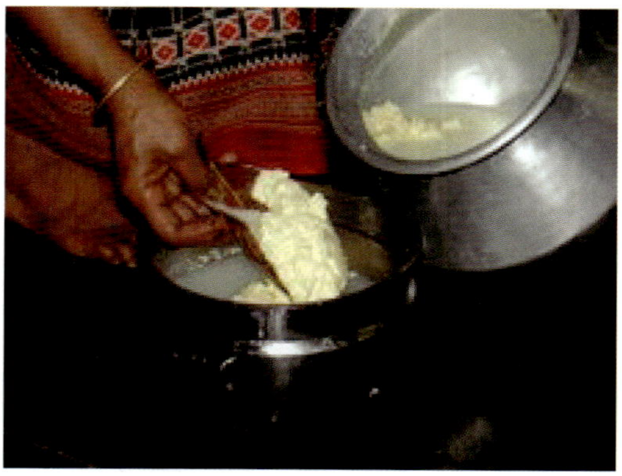

Die Proteine der Butter werden durch die Hitze denaturiert und bilden einen gelbbräunlichen Schaum, der sich verfestigt und sich dann am Boden des Gefäßes anlegt. Diese Masse enthält neben denaturiertem Eiweiß auch Milchzucker und Salze.

Hat sich einmal ein Bodensatz gebildet, ist Vorsicht angesagt, da sich ab diesem Zeitpunkt der Rückstand rasch dunkelbraun verfärbt und durch diese Überhitzung (Anbrennen) die Qualität des Ghees stark negativ verändert wird. Nach zahlreichen Angaben sollte die Temperatur von 108 °C (Thermometer !) beim Kochen der Butter nie überschritten werden.

Es gibt einige Methoden, wie man feststellen kann, dass das Wasser restlos entfernt ist. Dazu kann man z.B. ein Stück Papier in das zu untersuchende Ghee tauchen, herausziehen und dann anzünden. Hört man das Knistern verdampfenden Wassers, braucht das Ghee noch einige Zeit. Mit etwas Erfahrung kann man fertiges Ghee an der Farbe und dem Geruch erkennen.

Ghee chemisch

Danach wird das goldgelbe Ghee mittels Filtrieren durch ein Sieb oder durch Stofftücher von Rückständen befreit und in einem trockenen, dicht verschließbaren Gefäß aufbewahrt. Um es lange (auch bei Raumtemperatur) aufbewahren zu können, muss man das Eindringen von Feuchtigkeit und Sauerstoff vermeiden. So sollte man zum Beispiel keinen feuchten Löffel verwenden, um das Ghee aus dem Gefäß zu entnehmen.
Den bei der Ghee-Herstellung anfallenden Rückstand kann man auch als Brotaufstrich oder für Kochzwecke verwenden.

Die **industrielle Produktion** läuft mit Maschinen ab, die die erhitzte und dadurch geschmolzene Butter zentrifugieren, um Wasser, Eiweiß und Milchzucker abzutrennen. Um letzte Wasserreste zu entfernen, wird das Butterfett dann noch einer Vakuumverdampfung ausgesetzt.

Industrielle Ghee Produktion

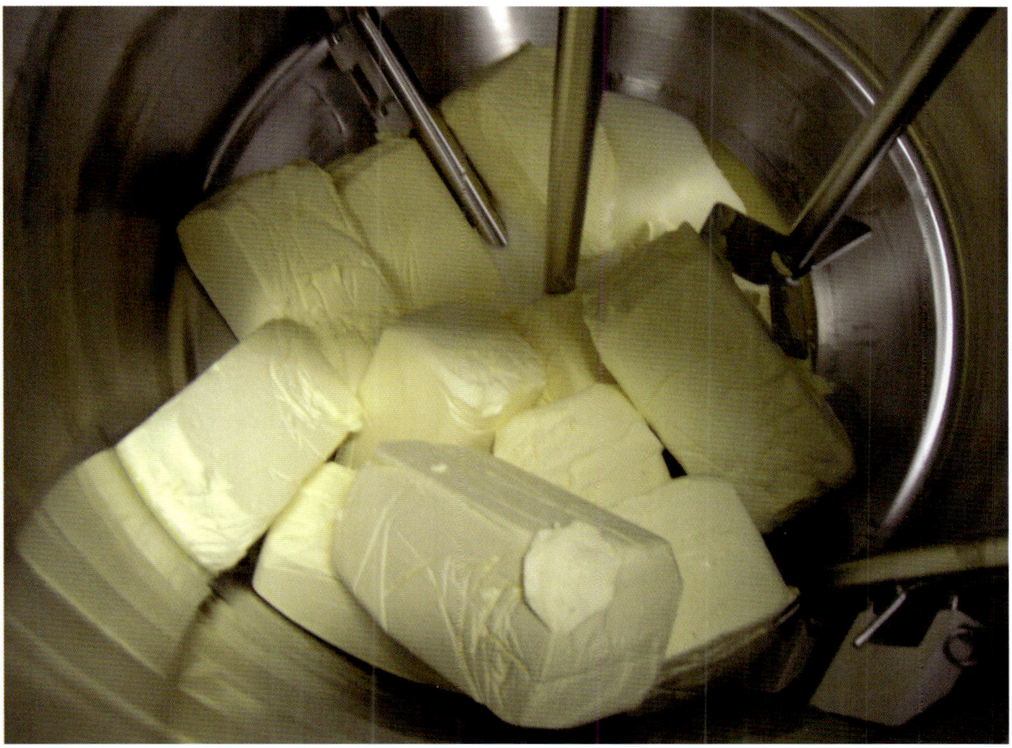

Von großer Bedeutung dabei ist, dass mit Ölseparatoren und Hitzeaustauschern bei der industriellen Produktion auf Energie sparende Prozesse geachtet wird.

Nicht jedes Ghee wird auf gleiche Art und Weise hergestellt. Es gibt beträchtliche Unterschiede der Konsistenz bei Raumtemperatur (ölig, halbfest, fest, öliges über festem Ghee).

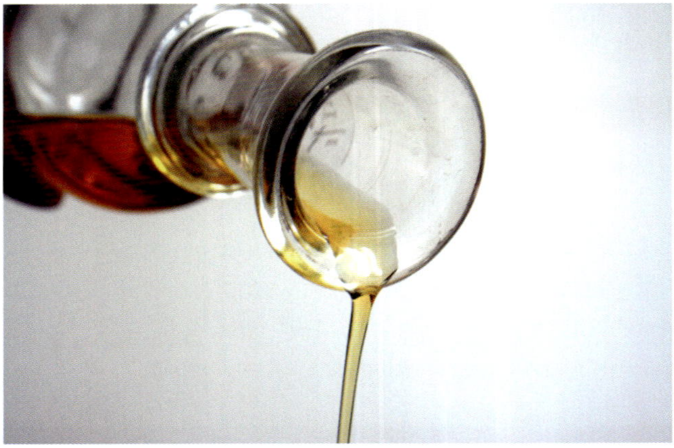

Öliges Ghee

Prinzipiell muss gesagt werden, dass jedem Ghee ein gewisses Geheimnis bei der Produktion anhaftet. So soll Miterhitzen eines Goldstücks bei der Gheeproduktion das hohe Energieniveau des Goldes auf das Ghee übertragen (siehe Kapitel „Mystisches Ghee").

Auch bei der industriellen Produktion gibt es große Qualitätsunterschiede. Jeder Verbraucher sollte je nach Geschmack und Geruch ein Ghee seiner Wahl verwenden. Da die Qualität der Milchprodukte, wie bereits bei der Butter erwähnt, von Futterstoffen und dem Futter beigemengten Produkten abhängt, ist es sicherlich auch für den Wert des Ghee von besonderer Bedeutung, wie die Kühe gefüttert werden.

Mit Hilfe chemischer Untersuchungsmethoden kann der Unterschied zur Butter festgestellt werden.

Im Unterschied zur Butter liegen im Ghee die Konzentrationen von **Eiweiß (Protein) und Michzucker (Laktose) unter der chemischen Nachweisgrenze.**

Höhere Konzentrationen einzelner analysierter Inhaltsstoffe im Vergleich zur Butter ergeben sich durch den Wasser- und Proteinverlust, wodurch diese Substanzen im Ghee konzentrierter sind. Die Angaben variieren aber bei den Analysen und sind daher nicht als Absolutwerte anzusehen.

Chemische Analyse – Unterschied zur Butter

100 g Ghee enthalten ungefähr 99 g Butterfett. Darin sind enthalten:

einfach ungesättigte Fettsäuren ~ 29 Prozent
mehrfach ungesättigte Fettsäuren ~ 4,6 Prozent
langkettige, gesättigte Fettsäuren ~ 60 Prozent

Weiters

Cholesterol ~ 278 mg
Vitamin A ~ 0,93 mg
Provitamin A (Beta-Carotin) ~ 0,53 mg
Vitamin D ~ 1,6 µg
Vitamin E ~ 2,4 mg
Mineralstoffe
Spuren von Wasser

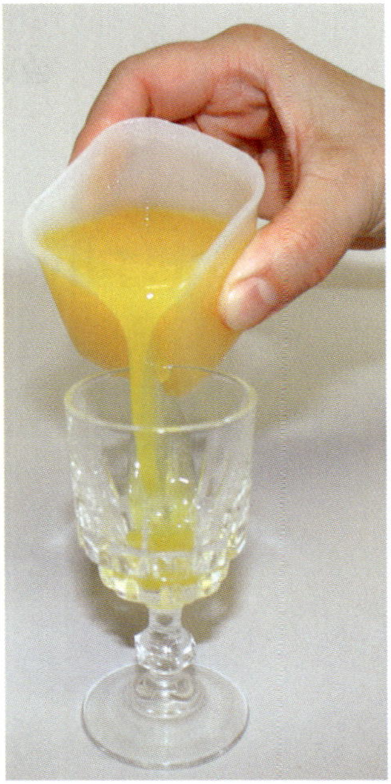

Halbfestes Ghee

Vorteile von Ghee

Haltbarkeit

Selbst ohne Kühlschranklagerung ist Ghee monatelang haltbar. In Indien ist man davon überzeugt, dass Ghee für den medizinischen Gebrauch immer besser wird, je länger man es reifen lässt.

Geschmack

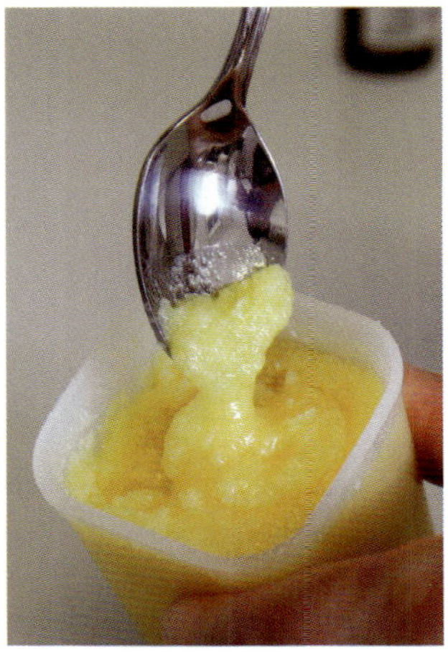

Festes Ghee

Bereits geringe Mengen von Ghee verleihen den Lebensmitteln, denen Ghee beigemischt wurde, einen angenehmen Geschmack und ein gutes Aroma. Durch das Entfernen von Wasser bei der Ghee-Herstellung liegen die Inhaltsstoffe im Vergleich zur Butter in konzentrierterer Form vor. Daher kann man Ghee in geringeren Mengen als Butter verwenden. So ist es möglich, Menschen, die eine fettarme Diät halten wollen, die geschmackverbessernde Wirkung von Fetten zu ermöglichen.

Ein **Erhitzen** auf hohe Temperaturen (zum Backen und Braten) ist möglich: Der Rauchpunkt von Ghee liegt erst bei 205 °C. Da das Ghee gesättigte Fettsäuren enthält, die beim Erhitzen stabil bleiben, ist es wenig wahrscheinlich, dass sich beim Kochen gefährliche Peroxide und freie Radikale (siehe das folgende Kapitel oxidativer Stress) bilden.

Physiologie

Vitamingehalt

Die fettlöslichen Vitamine A, D und E des Ghee sind von physiologischer Bedeutung.
Vitamin A ist für das äußere Auge (Schutz vor Austrocknung der Hornhaut, Xerophthalmie) von Bedeutung. Es beugt der Nachtblindheit vor, da es ins Sehpigment eingebaut wird. Es ist für die gesamte Haut des Körpers wichtig. Vitamin A ist zur Stabilisierung der Hautproteine durch Zuckeranlagerung notwendig und dient daher als ein Hautschutzfaktor.
Vitamin D ist für den Knochen- und Zahnaufbau wichtig. Es wirkt vorbeugend gegen Osteoporose und Osteomalazie.
Vitamin E stellt ein wichtiges Antioxidans zur Bekämpfung des oxidativen Stresses dar.

Überwiegen die Oxidantien gegenüber den Antioxidantien, so spricht man von oxidativem Stress, der für das Entstehen vieler Krankheiten mitverantwortlich gemacht wird.

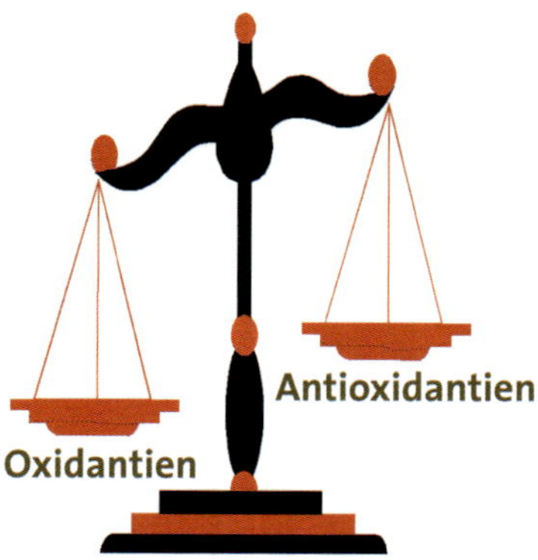

Oxidativer Stress

Als oxidativen Stress bezeichnet man ein Ungleichgewicht zwischen Oxidantien und Antioxidantien.

Oxidantien

Oxidantien sind energiereiche Substanzen, die bei vielen Stoffwechselprozessen im menschlichen Körper entstehen und dort ganz natürlich und wichtig sind. Sie dienen beispielsweise zur Energieerzeugung im Körper, zur Entgiftung, zur Zerstörung bösartiger Zellen und von Krankheitserregern. Sie sind chemische Verbindungen, die besonders energiereich sind. Dazu zählen Moleküle und **freie Radikale,** die meisten enthalten Sauerstoff- oder Stickstoffatome.

Zigarettenrauch, UV-Strahlung und erhöhter Alkoholkonsum führen auch zur Produktion von freien Radikalen. Smog enthält freie Radikale und diese entstehen genauso durch radioaktive Strahlung. Ebenso sind Hochleistungssportler oxidativem Stress durch energiereiche Substanzen ausgesetzt. Aber auch bei Entzündungen werden Oxidantien im Körper gebildet.

Antioxidantien

Unser Körper neutralisiert Oxidantien durch eigene Abwehrmechanismen. Dazu zählen:

Vitamine C und E,
Enzyme: Katalase, Superoxiddismutase,
Glutathion,
Harnsäure,
u.v.a.

Allerdings sind sowohl das enzymatische als auch das nicht enzymatische Schutzsystem mengenmäßig begrenzt und eine Überbelastung und zu starker Verbrauch führen zum Überwiegen der Oxidantien gegenüber den Antioxidantien, dem so genannten oxidativen Stress.

Oxidativer Stress bewirkt im menschlichen Körper

Entzündungen,
Gewebszerstörung,
Alterungsprozesse,
Krebs,
Herz-Kreislauf-Erkrankungen,
Spätkomplikationen des Diabetes mellitus,
Morbus Alzheimer,
Morbus Parkinson.

Die Wirkung des Ghees ist auch als Antioxidans erklärbar:

Verhindern von Krankheiten,
Heilen,
Entzündungshemmung.

Welche Substanzen des Ghee, neben den Vitaminen, für die antioxidative Wirkung verantwortlich sind, ist noch nicht geklärt, da die genaue chemische Analyse und Bestimmung aller im Ghee enthaltenen Substanzen noch aussteht.
Im Olivenöl wurde kürzlich bei der chemischen Analyse eine Substanz nachgewiesen, die eine entzündungshemmende und antioxidative Wirkung aufweist. Von den Forschern des Monell-Instituts (Philadelphia, USA) wurde dieser nur in geringen Mengen vorhandene Stoff Oleocanthal benannt.

Man vermutet, dass auch im Ghee eine ähnliche Substanz enthalten ist.

Ayurveda-Grundlagen

Was ist Ayurveda eigentlich und seit wann existiert es? Grundlagen des Ayurveda – Die fünf Elemente und die Tridosha-Theorie. Was sind der Vata-, der Pitta- und der Kapha-Typ? Welche medizinischen Schwerpunkte hat die ayurvedische Medizin heute?

‚Ayurveda ist die Kunst des täglichen Lebens in Harmonie mit den Gesetzen der Natur'

(Vasant Lad)

Was ist Ayurveda?

Ayurveda ist eine ganzheitliche Naturheiltherapie, die aus Indien stammt. Ayurveda ist ein umfassendes Heilverfahren, in dem Körper, Seele und Geist eine Einheit bilden.

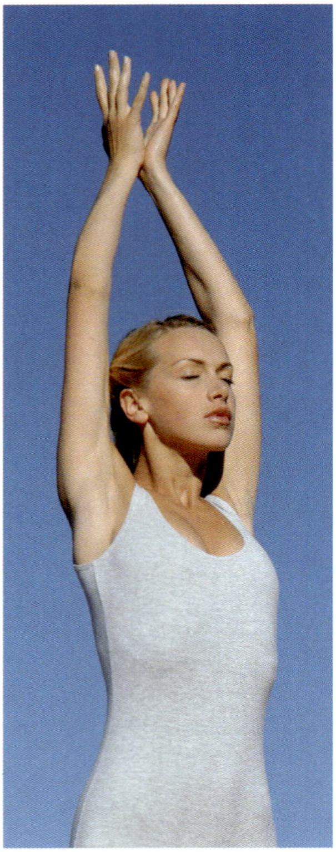

Das Wort ‚Ayurveda' stammt aus dem Sanskrit (altindische Sprache) und setzt sich aus zwei Begriffen zusammen. Zum einen aus ‚ayu', was ‚Leben' bedeutet. Zum anderen aus ‚veda', was übersetzt ‚Wissenschaft' heißt. Ayurveda ist also die Wissenschaft vom Leben.

In Diagnose und Therapie nimmt die Ayurveda-Medizin den Patienten als Individuum wahr und bindet ihn eigenverantwortlich in den Gesundungsprozess ein. Prävention und Psychosomatik bilden dabei die tragenden Säulen. Mit ihrem breit gefächerten Therapiespektrum stellt sie ein komplexes Naturheilkundesystem dar, in dem sich rationale, psychologische und selbst spirituelle Behandlungsformen zu einer wirkungsvollen Synthese vereinen.

Durch die Kombination vergleichsweise einfacher naturheilkundlicher Maßnahmen können Erkrankungen positiv beeinflusst werden, deren konventionelle Therapie einen hohen Kostenaufwand oder akkumulierende Nebenwirkungen nach sich ziehen. Besonders chronische Erkrankungen und funktionelle Störungen mit psychischer Komponente sprechen auf die ayurvedische Therapiepalette gut an. Bei schweren Erkrankungen verspricht die Kombination von schulmedizinischen und ayurvedischen Verfahren, im Sinne einer ergänzenden Therapie, sehr gute klinische Ergebnisse.

Seit wann gibt es Ayurveda?

Über die genaue Entstehungszeit finden sich in der Literatur sehr unterschiedliche Angaben. Man nimmt heute an, dass Ayurveda seit Jahrtausenden existiert und somit eines der ältesten medizinischen Systeme der Welt ist.
Als Quelle der ayurvedischen Lehren gelten die so genannten ‚Veden', alte indische Weisheitsschriften, die sich unter anderem mit der Philosophie, den Naturgesetzen und der Heilkunst befassen.

Die älteste Periode der vedischen Zeit liegt zwischen 6000 und 3000 vor Christus. Aus dieser Zeit datieren die ersten Angaben über Heilpflanzen.
Aus der späten vedischen Zeit zwischen 3000 und 600 vor Christus stammen die ersten Werke von ayurvedischen Ärzten. Diese sind Caraka Samhitas (ältestes ayurvedisch-medizinisches Werk, das heute noch in Abschriften vorhanden ist) und Sushruta Samhitas (berühmtestes ayurvedisch-chirurgisches Werk).

Das *Kompendium des Caraka* umfasst acht Kapitel mit dem Schwerpunkt auf Innere Medizin. Über 600 Medikamente pflanzlicher, tierischer oder mineralischer Herkunft werden darin beschrieben. Besonders umfassend widmet sich dieser Text den klassischen Ausleitungsverfahren (Pancha-Karma). Caraka liefert die Grundlagen für alle wesentlichen Bereiche der Ayurveda-Medizin wie Anatomie, Physiologie, Pathologie, Therapie und Prognose sowie Philosophie und Psychologie.

Fast zeitgleich wurde das *Kompendium des Sushruta* (Sushruta-Samhita) abgeschlossen. Es gilt als eines der umfassendsten Frühwerke in der Geschichte der Chirurgie. Genauer gesagt beschäftigt es sich mit den Grundprinzipien und der Theorie der Chirurgie. Mehr als 100 chirurgische Instrumente in ihrer Anwendung beim Sondieren, Sezieren und Operieren werden hier beschrieben. Erklärungen über die Vorgangsweise des Einschnitts, des Ausschneidens, der Entfernung und

Bandagierung etc. werden detailliert gegeben. Außerdem beinhaltet das Dokument andere Bereiche, wie Anatomie, Embryologie, Toxikologie und Therapie. Es erwähnt ferner 650 tierische, mineralische und pflanzliche Medikamente.

Durch den Buddhismus wurde zwischen 600 v. Chr. und 1000 n. Chr. die ayurvedische Medizin auch in den Nachbarländern Indiens verbreitet und populärer. So beeinflussten die Veden vor allem den asiatischen Kulturkreis: Ägypten, Persien, Griechenland, aber auch die tibetische und chinesische Medizin.

Die Blütezeit der ayurvedischen Medizin fand durch Restriktionen in der Kolonialzeit während der englischen Besatzung, ein jähes Ende und überlebte nur durch zumeist mündliche Weitergabe des Wissens innerhalb von Familien.

Vor etwa 150 Jahren erwachte auch in Europa das Interesse an der ayurvedischen Medizin und durch Forschung konnten die 3500 Jahre alten Literaturwerke, die in Sanskrit auf Palmenblättern geschrieben sind, ans Tageslicht gefördert werden.

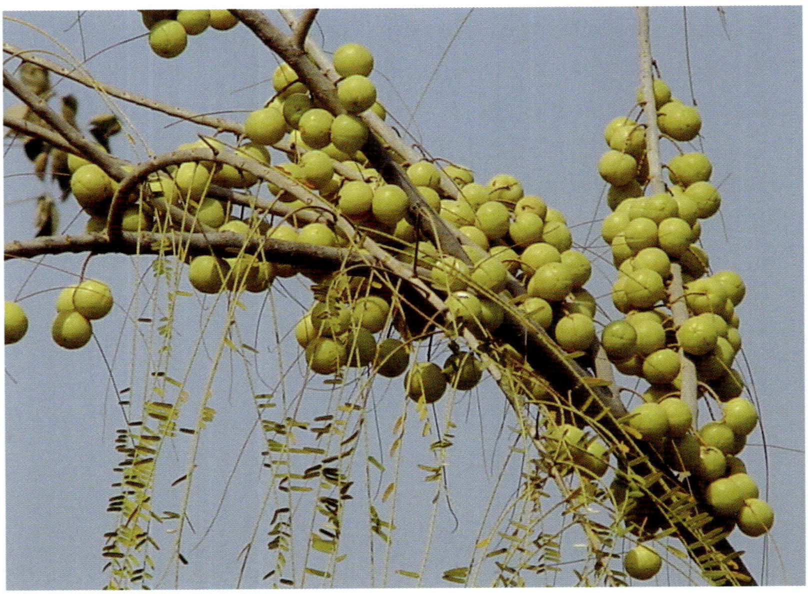

Was will Ayurveda?

Ziel des Ayurveda ist es, vollkommene Gesundheit zu erlangen und zu bewahren.

Die ayurvedische Definition von Gesundheit lautet:
Ein Mensch wird vollkommen gesund genannt, dessen Physiologie im Gleichgewicht ist, dessen Verdauung und Stoffwechsel gut arbeiten, dessen Gewebe und Ausscheidungsvorgänge normal funktionieren und dessen Selbst, Sinne und Geist sich im Zustand dauerhaften inneren Glücks befinden.

(Sushruta, ayurvedischer Arzt, 750 v. Chr.)

Im Laufe der Zeit entwickelte sich Ayurveda in eine vollständige medizinische Wissenschaft mit acht Zweigen. In den letzten 50 Jahren formte sich Ayurveda in 16 Spezialbereichen:

Fundamentale Prinzipien des Ayurveda
zusammenfassendes Ayurveda (Ayurveda Samhita)
Anatomie
Physiologie
Pharmakologie
Ayurvedische Pharmazie (Ras Shastra/Bhaishjya kalpana)
Pädiatrie
Geburtshilfe und Gynäkologie
Sozial- und Präventivmedizin
Interne Medizin
Pathologie
Chirurgie
HNO
Ophthalmologie
Psychiatrie
Reinigungs- und Ausleitungstherapie (Pancha Karma)

Die ayurvedischen Schwerpunkte umfassen

präventive Medizin
Behandlung von chronischen Krankheiten
Behandlung von psychosomatischen Krankheiten
Reinigung und Entschlackung
Anti-Aging

Ayurveda heute

Ayurveda ist in Indien als Ganzheitsmedizin anerkannt und der Schulmedizin gleichgestellt. Die Ausbildung zum Ayurveda-Arzt beinhaltet ein Universitätsstudium sowie eine anschließende Turnusausbildung. Die Ausbildung in Indien findet an über 100 Colleges (fünfeinhalb Jahre, Abschluss BAMS) und Universitäten (postgradual, drei Jahre, Abschluss MD Ayu bzw. Promotion als PhD) statt. Seit Jahrzehnten existieren staatliche und private Forschungseinrichtungen, Krankenhäuser und pharmazeutische Betriebe mit Schwerpunkt auf Ayurveda. Nicht nur die über eine Milliarde Einwohner zählende Bevölkerung Südasiens wird zu schätzungsweise 70 Prozent von Ayurveda medizinisch versorgt. Auch im Westen ist Ayurveda ein dynamisch wachsender Bereich der Komplementärmedizin, der immer stärker ins Bewusstsein des öffentlichen Interesses rückt.
Ayurveda ist von der Weltgesundheitsorganisation (WHO) als medizinische Wissenschaft anerkannt.

Die inhaltlichen Grundlagen von Ayurveda

Die Existenz in ihrer Gesamtheit ist Mittelpunkt der ayurvedischen Weltsicht. Leben wird in Ayurveda als Einheit von Körper, Gefühl, Verstand und Seele betrachtet. Der Mensch ist ein Konglomerat der Elemente Vata, Pitta und Kapha, der sieben Gewebe Rasa, Rakta, Mamsa, Meda, Ashti, Majja und Shukra und der Abfallprodukte Stuhl, Urin und Schweiß. Die gesamte Körpermatrix vereinigt sich also aus diesen Elementen, den Geweben und den Abfallprodukten. Das Wachstum und der Abbau der Körperstruktur und seiner Bestandteile drehen sich um die Nahrung, die in den Elementen und Geweben verarbeitet und ausgeschieden werden. Aufnahme, Verdauung, Absorption, Assimilation und Metabolismus der Nahrung haben eine Wechselwirkung in Gesundheit und Krankheit, die sowohl von psychologischen Mechanismen als auch vom Biofeuer (Agni) beeinflusst wird.

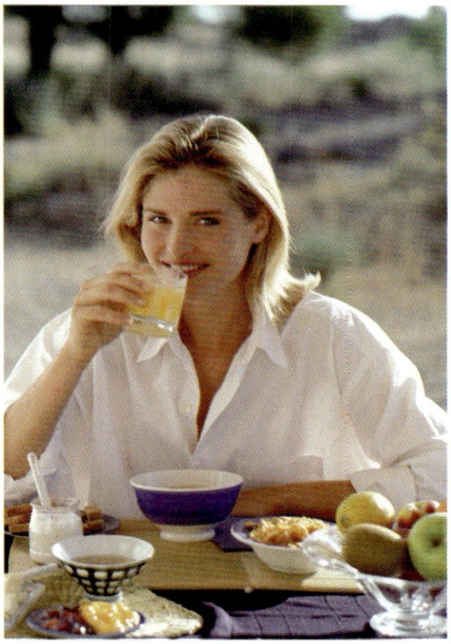

Die fünf Elemente

Der Makrokosmos setzt sich aus den fünf Bausteinen des Lebens zusammen, die jeweils einem der fünf Sinnesorgane zugeordnet sind. Die Elemente bilden auch die Grundlage im Mikrokosmos Mensch – sie bilden im Körper Strukturen und Organe und beeinflussen auch deren Funktion.

Raum (Äther) – Ohren – Hören
Luft – Haut – Berührung
Feuer – Augen – Sehen
Wasser – Zunge – Schmecken
Erde – Nase – Geruch

Die Tridosha-Theorie

So wie sich alle Materie aus den Elementen zusammensetzt, besteht alles Belebte aus **Doshas.** Die Tridosha-Theorie erklärt jene drei Kräfte, die die biologischen Abläufe beeinflussen.
Der Begriff „Dosha" bedeutet soviel wie „das, was Degeneration verursacht", also was bei Ungleichgewicht Krankheit verursacht.
Die drei Doshas heißen Vata, Pitta und Kapha.
Die Zusammensetzung der Doshas aus den Elementen lautet wie folgt:

Vata:	Raum und Luft
Pitta:	Feuer und Wasser
Kapha:	Wasser und Erde

Vata ist die bewegende Kraft. Es steht für Bewegung und Empfindung des Körpers, steuert die Nervenaktivität, die Ausscheidung und die Atmung.
Pitta beeinflusst alle Stoffwechselaktivitäten des Körpers und steht für Wärme. Es reguliert die Verdauung und die Wahrnehmung.
Kapha steht für Struktur gebende Aspekte der Physiologie und reguliert die natürliche Widerstandskraft und die Körpergestalt.
Die drei Doshas sind grundsätzlich in jeder Körperzelle zu finden, dennoch wird ihnen ein funktioneller Hauptsitz in bestimmten Regionen des Körpers zugeordnet.

Vata-Hauptfunktionen befinden sich in Dickdarm, Becken, Harnblase, Nieren, Anus, Beinen und Knochen.
Bei **Vata-Ungleichgewicht** entstehen z. B. Bluthochdruck, Schlaflosigkeit, Schwächegefühl, Gewichtsverlust, Verstopfung, Arthrose, Unruhe, Angst und Augenerkrankungen.

Pitta-Hauptfunktionen befinden sich in Magen, Dünndarm, Leber, Blut, Herz, Augen, Lymphe, Schweiß und Haut.
Pitta-Störungen führen z. B. zu Aggressivität, Verdauungsproblemen, Störungen der Leberfunktion, Hautkrankheiten, Schwitzen und Säureüberschuss sowie Augenerkrankungen.

Kapha-Hauptfunktionen sitzen in der oberen Magen- und Brustregion, in Kopf und Gelenken.
Kapha-Störungen sind häufige Ursachen für Gewichtszunahme, Gelenksprobleme, Trägheit, Depression, starkes Schlafbedürfnis und Kälteempfinden.

Außerdem spielen die verbindenden Komponenten, die so genannten **„Srotas"** oder „Kanäle" eine wichtige Rolle. Sie verbinden die verschiedenen Körperregionen und dienen zur Entsorgung von Stoffwechselendprodukten.
Zu ihnen zählen unter anderem Blutgefäße, Lymphsystem, Bronchien, Magen-Darm-Trakt, ableitende Harnwege, Dickdarm und intrazelluläre Transportwege.

Krankheiten können durch ein Ungleichgewicht der Doshas sowie durch eine funktionelle Störung der Srotas entstehen. Grundlage einer ayurvedischen Therapie ist daher immer die Herstellung des Gleichgewichts im Körper.

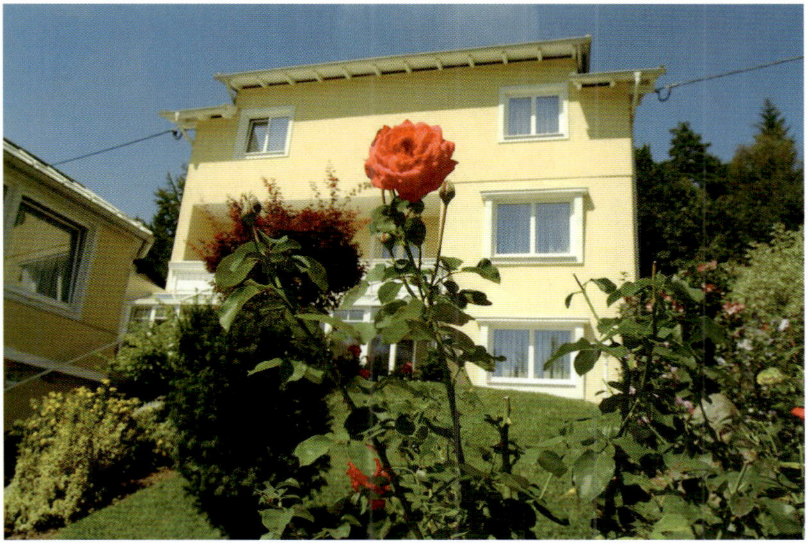

Ayurvedaklinik Klagenfurt: www.ayurvedaklinik.com

Jeder Mensch findet sich in der Dosha-Typologie wieder:

Der Vata-Typ:	Neigung zu Untergewicht, leichter Körperbau
	Neigung zu trockener Haut und brüchigen Nägeln
	Ausgeprägte Kreativität
	Hyperaktivität
	Begeisterungsfähigkeit, guter Motivator
	Wind- und Kälteempfindlichkeit
	Neigung zu Sorgen und Grübelei
	Leichter Schlaf, neigt zu Schlafstörungen

Der Pitta-Typ:	Idealgewicht mit muskulösem Körperbau
	Systematisches Arbeiten und Organisieren
	Gute Verdauungsfunktionen
	Erfindergeist mit technisch wissenschaftlichem Schwerpunkt
	Rhetorik gut entwickelt
	Hitzeempfindlichkeit
	Unternehmungslust und Mut
	Ungeduld, Ärger, Erregbarkeit

Der Kapha-Typ:	Übergewicht
	Stärke und Ausdauer
	Methodisches, langsames Arbeiten
	Langsame Verdauung, generelle Neigung zu Lethargie
	Belastbarkeit und Ausgeglichenheit
	Dichtes Haar
	Kälteempfindlichkeit
	Tiefe, lange Schlafphasen
	Neigung zu fettiger Haut

Auch für die Psyche werden drei Konstitutionstypen beschrieben.
Je nachdem, wie diese drei im Individuum zutage treten, äußert sich auch die psychische Veranlagung eines Menschen:

Sattva (Lauterkeit): steht für reine, klare Gedanken und geistiges Gleichgewicht.

Rajas (Leidenschaft): steht für Energie und Aktivität.

Tamas (Trübsinn): steht für Trägheit, Passivität, Verwirrung und Unwissenheit.

Zugang zur Ayurveda-Medizin

Was versteht Ayurveda unter Gesundheit und Krankheit? Die drei Wege der Krankheitsentstehung. Ist die Diagnostik im Ayurveda der westlichen Medizin ähnlich? Was ist das Prinzip der ayurvedischen Therapie? Welche frühzeitigen Maßnahmen gibt es im Ayurveda, um Krankheiten zu verhindern? Wie läuft eine Ayurveda-Kur ab? Bei welchen Anwendungsgebieten der Ayurveda-Medizin wird Ghee eingesetzt? Woran erkennt man seriöse Ayurveda-Therapeuten?

Trisutra-Ayurveda – drei Hauptprinzipien

Gesundheit und **Krankheit** hängen von der Anwesenheit oder der Abwesenheit eines balancierten Zustandes der gesamten Körperstruktur ab, einschließlich des Gleichgewichtes zwischen seinen verschiedenen Bestandteilen. Sowohl innere als auch äußere Faktoren, die Beeinträchtigungen im natürlichen Gleichgewicht verursachen, sind der Grund für Krankheiten. Dieser Verlust des Gleichgewichts kann aus nahrungsbezogener Wahllosigkeit, unerwünschten Gewohnheiten und Nichtbeachtung von Regeln, die ein gesundes Leben fördern, resultieren. Zeitliche Abnormitäten, unangemessene sprunghafte Anwendung der Sinnesorgane und unverträgliche Aktionen des Körpers und Geistes können ebenfalls zu einer Beeinträchtigung des Gleichgewichtes führen.

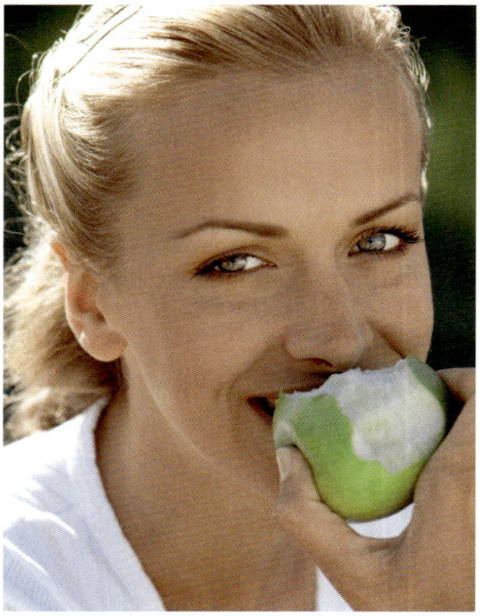

Um Erhaltung von Gesundheit bzw. Beseitigung von Krankheit zu erreichen, wird das ayurvedische Wissen in die drei Hauptprinzipien unterteilt:

Ursachen *(Hetu)*
Symptome *(Linga)*
Therapeutische Maßnahmen *(Ausadha)*

Gesundheit aus ayurvedischer Sicht

Gesundheit bedeutet, dass alle physiologischen Anteile des Körpers harmonisieren, der Mensch ausgeglichen ist und Körper und Seele im Einklang miteinander sind.
Die Gesundheitsdefinition aus ayurvedischer Sicht gliedert sich in sieben Teile, die wiederum in vier Ebenen zusammengefasst sind:

Körperliche Ebene:

- Gleichgewicht der Doshas *(Sama-Dosha)*
- Normale Funktion des Verdauungsfeuers und des Stoffwechsels *(Sama-Agni)*
- Gute Gewebsqualität *(Sama-Dhatu)*
- Normale Ausscheidungsfunktionen *(Sama-Mala)*

Sinnesebene:

- Normale Funktion der Sinnes- und Handlungsorgane *(Prasanna-Indriya)*

Mentale Ebene:

- Freude und Klarheit des Geistes *(Prasanna-Manas)*

Spirituelle Ebene:

- Freude der Seele *(Prasanna-Atma)*

Krankheit aus ayurvedischer Sicht

Krankheit bedeutet den Kontakt mit Unwohlsein und Schmerz. Sie entsteht durch Disharmonie der drei Doshas Vata, Pitta und Kapha. Ein Ungleichgewicht der Doshas kann unterschiedliche Ursachen haben.
Es kann zu einer Störung durch inadäquate Sinneseindrücke kommen. Das können einerseits zu schwache (z. B. zu wenig Hautkontakt), andererseits zu starke (z. B. zu laute Musik), aber auch negative Eindrücke (z. B. Streit) sein.

Aktivitäten, die der Gesundheit nicht zuträglich sind, sind sprachlicher (mangelnde oder fehlgeleitete Kommunikation), physischer (z.B. Nichtbeachtung von Bedürfnissen, Überanstrengung) und psychischer (z.B. Angst, Wut, Eifersucht) Natur.
Zuletzt haben auch Klimafaktoren Einfluss auf das Wohlbefinden. So sind extreme Hitze oder Kälte zu unpassenden Jahreszeiten der Bioenergie nicht zuträglich.

Bei mentalen Erkrankungen werden folgende Ursachen als kausal gesehen:

- Übermaß an *Rajas:* Aktivität, Leidenschaft, Egoismus
- Übermaß an *Tamas:* Unwissenheit, Trägheit, Dunkelheit
- Wenn Denken, Fühlen und Kontrollieren falsch, zu exzessiv oder gar nicht eingesetzt werden, resultieren daraus mentale Erkrankungen.

Entstehung von Krankheit (Pathogenese)

Im Ayurveda werden drei verschiedene Wege der Krankheitsentwicklung unterschieden:

- Äußerer Weg *(Bahya)*: Betrifft die Körperoberfläche, einfach zu behandeln.
- Zwischenweg *(Madhyama)*: Betrifft Vitalorgane und Gelenke, schwieriger zu behandeln.
- Innerster Weg *(Antah)*: Betrifft Verdauungs- und Atemtrakt und die assoziierten Organe, einfach behandelbar.

Vom Ursprung bis zum tatsächlichen Ausbrechen einer Erkrankung durchläuft der Körper einen komplexen pathophysiologischen Prozess, der in sechs Stadien unterteilt werden kann.

1. Stadium der Akkumulation: *Sanchaya*

Stadium der Stagnation der Doshas. Symptome sind zum Beispiel Lethargie und Völlegefühl.

2. Stadium der Provokation: *Prakopa*

Stadium des weiteren Anstiegs mit der möglichen Ausbreitung im Körper. Nachdem Stadium eins übergangen wurde, entsteht ein schwelender, langwierigerer Krankheitsprozess.

3. Stadium der gesteigerten Diffusion: *Prasara*

Stadium der Ausbreitung in die verschiedenen Gewebe.

4. Stadium der Lokalisierung: *Sthana Samshraya*

Stadium der Festsetzung. Die zuerst noch zirkulierende gestörte Bioenergie lagert sich in verschiedenen Körperteilen ab.

5. Stadium der Manifestation: *Vyakti*

Stadium der vollen klinischen Symptomatik. Die Krankheit bricht aus und nimmt spezifische Formen an, die häufig zur Diagnose der Erkrankung führen.

6. Stadium der Komplikationen: *Bheda*

Stadium der Termination. In diesem Stadium kommt es meist zum endgültigen Ausbruch der Erkrankungen und zum Auftreten von Komplikationen. Diese können chronische Verläufe sowie irreparable Schädigung des Körpers bedeuten.

Die ersten drei Stadien werden auch als Prodromalstadien bezeichnet. In der ayurvedischen Medizin gelingt oftmals schon hier eine präventive Vermeidung der manifesten Erkrankung.

Die letzten drei Krankheitsstadien entsprechen der manifesten Erkrankung. In diesen Stadien ist die Therapie ein wesentlich komplexerer Prozess bzw. die Heilung ein deutlich schwierigeres Unterfangen.

Diagnostik

Die Grundlagen der Diagnostik in der ayurvedischen Medizin sind denen der westlichen Medizin sehr ähnlich. Beobachten, Abtasten und Erhebung der Krankengeschichte. Lediglich die Methodik der Untersuchungen ist unterschiedlich.

In der ayurvedischen Diagnose wird der Patient immer als ein Ganzes betrachtet. Der Arzt zeichnet sorgfältig die internen physiologischen Charakteristika und psychischen Dispositionen des Patienten auf. Er untersucht ebenfalls andere Faktoren, wie beeinträchtigte Gewebe, die Körperseite, an der die Krankheit lokalisiert ist, die Vitalität und Resistenz des Patienten, seine tägliche Routine, seine Essgewohnheiten, den Zustand der Verdauung sowie soziale, ökonomische Situation und die Umwelt des Patienten.

Die klassischen Untersuchungsmethoden des Ayurveda, um die physiologischen und pathologischen Verhältnisse des Patienten nach ayurvedischen Kriterien zu ermitteln, beschränken sich auf die Krankengeschichte und den Einsatz der fünf Sinne. Heutzutage werden allerdings auch moderne Verfahren zur Ergänzung der Diagnose und zum Risikoausschluss hinzugezogen. Acht Verfahren der klinischen Untersuchung haben hierbei besondere Bedeutung.

- **Pulsdiagnose:** Hierbei werden Volumen, Bewegungsart und Qualität des Pulses am Unterarm beurteilt. Sie geben Auskunft über die Bioenergien im Körper. Voraussetzung für die Richtigkeit der Interpretation sind Erfahrung und Konzentrationsfähigkeit des Behandlers!
- **Zungendiagnose:** Bei dieser Untersuchung wird sowohl Farbe, als auch Oberflächenbeschaffenheit der Zunge beurteilt. Bei einer Vata-Störung fällt eine trockene, rötlich-braun verfärbte, belegte Zunge auf. Hinweisend für eine Pitta-Störung sind dunkelrote oder gelbe Farbe sowie bitterer Geschmack. Bei einer Kapha-Störung findet sich weißlicher Belag, eine raue Zunge sowie oftmals ein übermäßiger Speichelfluss.

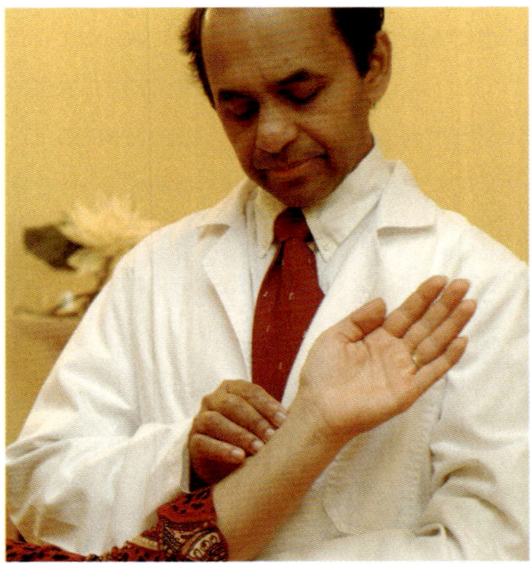

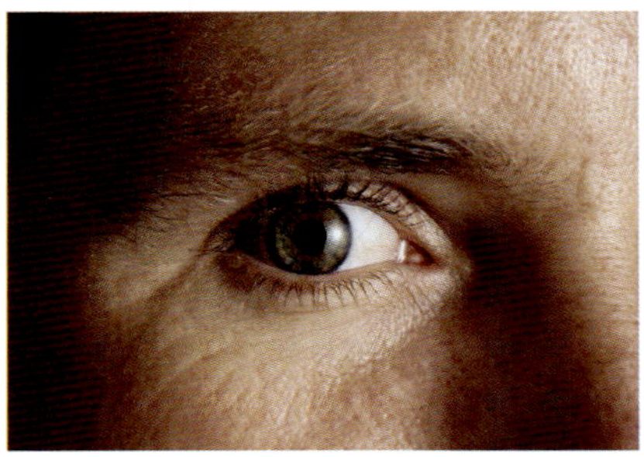

- **Augenuntersuchung:** Auch Augenveränderungen weisen auf ein Dosha-Ungleich-

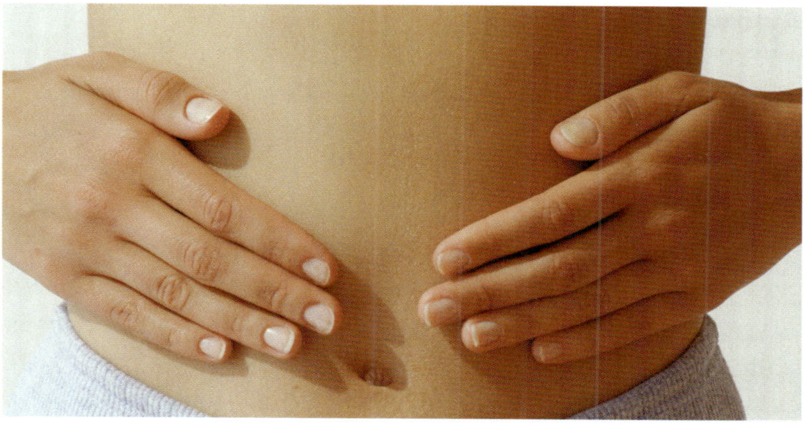

gewicht hin. Hierbei wird die Menge des Tränenflusses, die Farbe der Bindehäute, der Gesamteindruck sowie die Augensymmetrie beurteilt.

- **Auskultation und Stimme:** Von großer Bedeutung sind der Klang der Stimme sowie andere Körpergeräusche (z. B. Darmgeräusche, Atemgeräusche).
- **Abtasten und Hautbeschaffenheit:** Durch das Abtasten der Organe, die Körpertemperatur, Reflexe sowie das Untersuchen sonstiger körperlicher Auffälligkeiten (Lähmungen, Atrophien) können Rückschlüsse auf die Ursache von Erkrankungen gezogen werden.

Untersuchung der Ausscheidungen

- **Stuhl:** Bei der Stuhluntersuchung liegt das Augenmerk auf Konsistenz, Farbe, Geruch, Form und Häufigkeit. Auf eine Vata-Störung weist harter, trockener Stuhl, eine Pitta-Störung schwarz-gelblicher Stuhl, auf eine Kapha-Störung weißlich-schleimiger Stuhl hin.
- **Urin:** Auch der Urin wird auf Farbe, Geruch, Menge und Häufigkeit untersucht. Hierbei fällt bei Vata-Störungen verminderte, bei Kapha-Störung vermehrte Harnausscheidung auf.

- **Körperbau und Antlitzdiagnose:** Die Gesamterscheinung eines Menschen sowie der Gesichtsausdruck weisen oft auf Grunderkrankungen hin und werden zur so genannten ‚Blickdiagnostik' verwendet.

Ayurvedische Therapie

Das Prinzip der ayurvedischen Behandlung ist die Erhaltung und die Förderung von Gesundheit, die Prävention und die Heilung von Krankheiten.

Die Behandlung der Krankheit besteht darin, Faktoren, die das Gleichgewicht der Körperstruktur oder eines seiner Bestandteile gefährden, zu vermeiden oder zu minimieren. Hierbei finden verschiedene therapeutische Maßnahmen Verwendung:
Ausleitungsverfahren (Panchakarma), die Verwendung von Heilkräutern, passende Diäten und Kuren, die das Gleichgewicht wiederherstellen, um den Körper zu stärken und ein zukünftiges Auftreten von Krankheiten zu verhindern.

Das Ayurveda unterteilt seine Heilverfahren in drei grundlegende Ansätze, gemäß den Ebenen der menschlichen Existenz. Gemeinhin bekannte Therapieverfahren (Ernährung, Verhalten, Pflanzenheilkunde, Ausleitungsverfahren, Manualtherapie etc.) beziehen sich auf die physische Ebene. Es handelt sich um naturheilkundliche Verfahren, die auch in anderen Heiltraditionen mehr oder weniger ausgeprägt praktiziert werden. Im Ayurveda werden sie die ‚rationalen' Therapien genannt, da sie auf der nachvollziehbaren Grundlage naturwissenschaftlicher Gesetzmäßigkeiten beruhen.
Doch gehen viele Beschwerden des Menschen auch von der nicht körperlichen Ebene aus.
Zur Behandlung von psychischen Leiden hat Ayurveda eine Reihe von Konzepten und therapeutischen Maßnahmen entwickelt, die ‚Psychotherapie'. Viele psychotherapeutische Konzepte entlehnt Ayurveda dabei aus der Yoga-Wissenschaft. Zum Beispiel die detaillierte Charakteranalyse, die Techniken zur Auflösung Leid schaffender psychischer Muster, die Sinneskontrolle sowie die körperorientierte Psychotherapie, Atemtherapie und die Entspannungs- bzw. Meditationstechniken.
Der dritte und für naturwissenschaftliches Denken am schwersten nachzuvollziehende Ansatz beschäftigt sich mit denjenigen Aspekten unserer Existenz, die über die Psyche hinausgehen. Diese entziehen

sich der rationalen Darstellbarkeit. Diese so genannten ‚spirituellen Therapien' sind ‚nicht auf der Grundlage herkömmlicher Naturgesetze erklärbare Therapien'. Beispiele für diesen Ansatz wären Gebete, Rituale, Wallfahrten und Edelsteintherapie.
Die drei Ansätze kommen nicht streng getrennt voneinander zum Einsatz, sondern eine ganzheitliche und effektive Therapie sollte stets die zweckmäßige Verknüpfung relevanter Aspekte aus allen drei Bereichen anstreben.

Zusammenfassung der Therapiemethoden:
- Ernährungs- und Ordnungstherapie
- Verabreichung pflanzlicher, tierischer und mineralischer Präparate
- Massagen und andere manualtherapeutische Anwendungen
- Ausleitende Verfahren, Entschlackungstherapien
- Harmonisierungsverfahren (Lebensberatung, Entspannung)
- Bewusstseinsentfaltung (Yoga, Meditation)

Behandlungsmaßnahmen beinhalten die Verwendung von Heilkräutern, spezifischen Diäten und vorgeschriebener Routine-Aktivität (Massagen, Yoga und Meditation).

Bedeutung der Präventivbehandlung in Ayurveda

Neben der ganzheitlichen Heilung legt Ayurveda ebensoviel Wert auf die Gesundheitsförderung und die Prävention. Mithilfe des Pathogenese-Konzeptes (Entstehungsstadien von Krankheiten) wird die Früherkennung von Krankheiten möglich und kann zudem mithilfe der Konstitutionslehre individuell betrieben werden. So lassen sich frühzeitig vorbeugende Maßnahmen ergreifen, um die Manifestation von Erkrankungen zu verhindern.

Therapie mit Pflanzen (Phytotherapie)

Die Pflanzenheilkunde ist sicher einer der größten Schätze der Ayurveda Medizin. Über 700 Heilpflanzen werden detailliert in ihrer Wirkung beschrieben. Noch umfangreicher sind die historischen Rezeptsammlungen der Kombinationspräparate (Tees, Pillen, fermentierte Präparate, Öl-Medikamenten-Mischungen und andere Fettpräparate, medizinische Aschen). Zudem verwendet man im Ayurveda Heilmittel tierischen Ursprungs und sogar mineralische und metallische Grundsubstanzen. Letztere werden in höchst aufwändigen Verfahren gereinigt und potenziert. Diesen Teilbereich des Ayurveda nennt man die medizinische Alchemie (Rasa-Shastra). Aus ihr gehen ausgesprochen effektive Präparate hervor, allerdings sind die Herstellungsverfahren strengstens einzuhalten, um Nebenwirkungen ursprünglich giftiger Substanzen zu vermeiden.

Manualtherapie

Berühmt ist Ayurveda in Europa durch die Manualtherapie geworden. Allerdings beschränken sich diese Anwendungen nicht nur auf wohltuende Ölmassagen, die im Bereich medical wellness vor allem für psychisch beeinflusste Leiden ihren Nutzen finden. Tatsächlich handelt es sich um eine Fülle verschiedenster Verfahren, die nach ayurvedischer Definition der Ausleitung über die Hautoberfläche dienen. Durch die differenzierte Manualtherapie lassen sich Heilimpulse vor allem auf

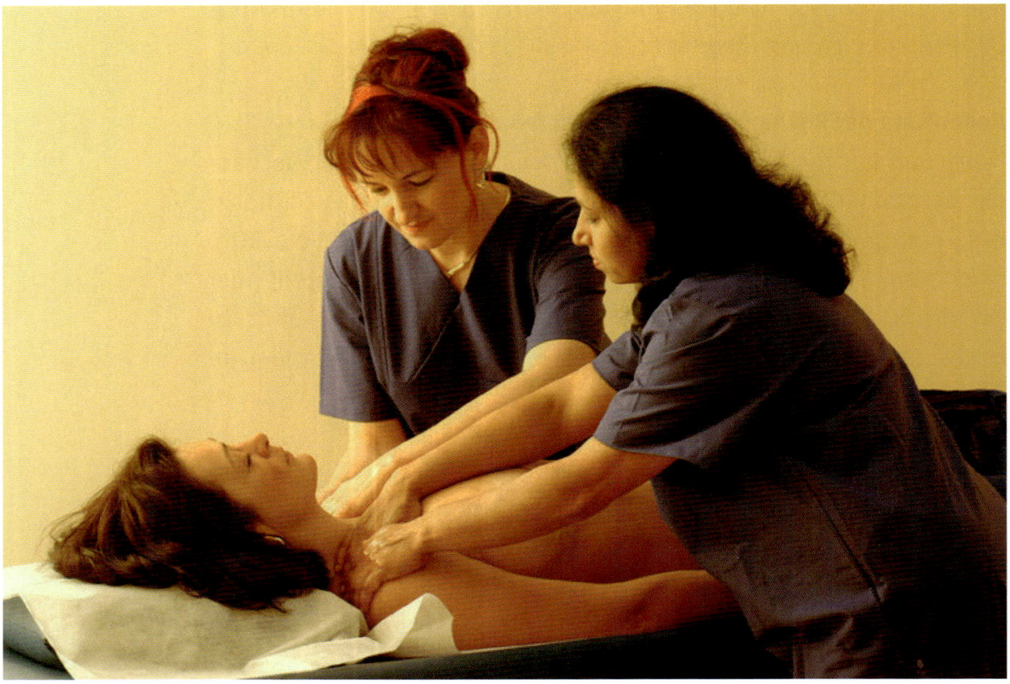

den Bewegungsapparat setzen. Im Ayurveda verwendet man vorrangig Ölmassagen, Abreibungen, Güsse, Packungen, Auflagen und schweißtreibende Verfahren. Aber auch Dauerölanwendungen an einzelnen Organen werden genutzt. Die aufwändig hergestellten pflanzlichen Heilöle wirken unter Umgehung des Magen-Darm-Traktes über die Haut. Zudem bilden diese manualtherapeutischen Verfahren einen integrativen Teil des ayurvedischen Ausleitungskonzeptes (Panchakarma).

Ausleitungsverfahren

Die Einzigartigkeit des ayurvedischen Ausleitungkonzeptes liegt in der Kombination verschiedener Einzelverfahren. Es handelt sich um ein intelligent komponiertes System von Anwendungen, das über Jahrhunderte verfeinert wurde. Mittels eines Programms von Vorbereitung, Ausleitung und Nachbehandlung werden pathologische Akkumulationen zunächst aus Gewebs- oder Zellverbänden gelöst, dann dem Verdauungstrakt zugeführt und erst danach ausgeschieden. Verwendet werden hierfür das medizinisch induzierte Erbrechen, das Purgieren, reinigende Dekokteinläufe, nährende Öleinläufe und Reinigung von Anteilen der Nase und des Schädels durch Anwendung über die Nase. In einer Rekonvaleszenzphase werden anschließend die Körperfunktionen behutsam regeneriert. Abgerundet werden die ausleitenden Maßnahmen durch die Zufuhr geeigneter Heilmittel, die Gewebe und Zellen vitalisieren. Die Effektivität von Medikamenten ist nach der Reinigung wesentlich höher, da Zielzellen und -gewebe deutlich empfänglicher für die Heilreize sind. Somit kann auch die Dosierung der Medikamente geringer gehalten werden. Entgegen der verbreiteten Vorstellung, die Ausleitungsverfahren vermögen ausschließlich den Magen-Darm-Trakt zu reinigen, ist das Gesamtkonzept besonders nach der Vorbehandlung in der Lage, den gesamten Körper und rückkoppelnd auch die Psyche zu erneuern.

Heilmittel

Ayurvedische Heilmittel werden häufig aus Pflanzen hergestellt. Außerdem spielen mineralische Komponenten eine wichtige Rolle. Ayurvedische Medikamente werden nach den Vorgaben komplexer phar-

mazeutischer Herstellungsverfahren produziert und unterliegen heute strengen Qualitäts- und Reinheitskontrollen.
Die oft kritisierte Situation bezüglich mangelnder Reinheit und Sicherheit ayurvedischer Präparate verbesserte sich in den letzten Jahren nachhaltig. Seit Jänner 2006 dürfen laut Gesetzeserlass ayurvedische Produkte nur aus Indien exportiert werden, wenn sie nach internationalen Richtlinien zertifiziert und frei von Schwermetallen, Pestiziden und Bakterien sind.

Elemente der Ayurveda-Kur

Panchakarma – das Herz des Ayurveda

Unter Panchakarma versteht man die ayurvedische Reinigungs- und Ausleitungstherapie in fünf Schritten. Ihr Ziel ist es, Stoffwechselschlacken und Giftstoffe aus dem Körper zu schleusen und das Gleichgewicht der Doshas wiederherzustellen bzw. zu festigen. Panchakarma kann einerseits präventiv und andererseits zur Therapie bereits bestehender Erkrankungen eingesetzt werden. Es basiert auf der Annahme, dass sich durch Ernährungs- und Verhaltensfaktoren, jahreszeitliche Einflüsse etc. im Körper schädliche Schlacken ablagern. Zuerst muss also die Mobilisierung dieser Schlacken erreicht werden. Dies geschieht durch die äußerliche und innerliche Anwendung öliger Substanzen (z.B. Ghee). Durch verschiedene Techniken werden anschließend die Ausscheidungswege aktiviert. So erfolgt eine Reinigung des Körpers.
Am Anfang jeglicher Behandlung stehen die genaueste Untersuchung des Patienten sowie die Planung des Therapieablaufes. Denn nicht jeder Patient durchläuft alle fünf Ausleitungen. Die klassische Panchakarma-Kur dauert 30 Tage und wird bevorzugt stationär durchgeführt.

Die Panchakarma-Kur besteht aus drei Phasen:

Vorbehandlung (Purva-Karma)

Zur Vorbehandlung werden verschiedene Maßnahmen getroffen. Ziel dieser Phase ist die Lösung der Schlackenstoffe aus dem Gewebe und deren Rückführung in den Magen-Darm-Trakt durch die Verwendung von Ghee. Man unterscheidet hierbei das **innerliche** (Abhyantara Snehana) und das **äußerliche** (Bahya Snehana) Anwenden von Fetten. Snehana bedeutet übrigens Öl- oder Fettanwendung und wurde ursprünglich ausschließlich mit Ghee durchgeführt. Aus Kostengründen wird heute oftmals auch gerne Öl verwendet.
Bei der Massage von Neugeborenen kommt aber nach wie vor reines Ghee zur Anwendung. Auch Svedana, die Wärmebehandlung, kommt als Vorbehandlung oft zum Einsatz.

Innerliches Fetten – Abhyantara Snehana

Nach dem Trinken von Ghee nimmt der Organismus diese warme, geklärte Butter auf. Sie soll bei der Stoffwechselaktivierung helfen. Patienten berichten, dass sich ihr Wohlbefinden nach der Behandlung mit Ghee deutlich gebessert hat. Neben purem Ghee kommen hier auch Kräuter-Ghee-Mischungen zur Anwendung.

Äußerliches Fetten – Bahya Snehana

Hier gibt es mehrere Möglichkeiten:

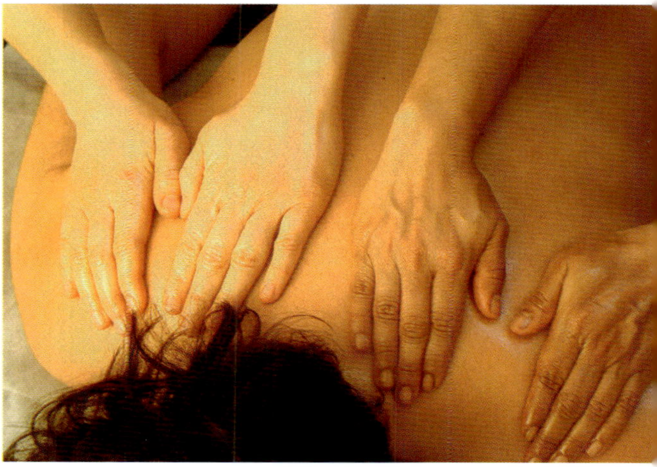

Abhyanga

Abhyanga ist eine äußerliche Ölanwendung in Form einer sanften Massage, bei der meist zwei Therapeuten parallel massieren. Die aufgetragenen Massageöle werden oft mit Kräuterzusätzen verfeinert. Massagen wie diese machen die Haut zart, entspannen und fördern den gesunden Schlaf. Auch lassen sie Stress sowie seelische und körperliche Erschöpfungen verschwinden. Sie dienen aber auch dazu, den Körper zu entschlacken und Energie freizusetzen.

Padabhyanga

Das Ghee oder Öl wird auf Körpertemperatur erwärmt und auf dem Fuß sanft verteilt. Mit dem Daumen und dem Zeigefinger umkreist man die Fußknöchel und Fersenballen. Auf der Fußsohle wird das Öl mit festem Druck ausgestrichen. Die unteren Zehengelenke werden behutsam geknetet. Diese Behandlung wirkt für den ganzen Körper belebend und kräftigend. Sie heilt trockene, taube, raue, müde und spröde Haut und beseitigt Rauigkeit, Hornhaut und Steifheit der Füße. Die Erholung des ganzen Körpers wird gefördert und Schlafstörungen und Nervosität gelindert.

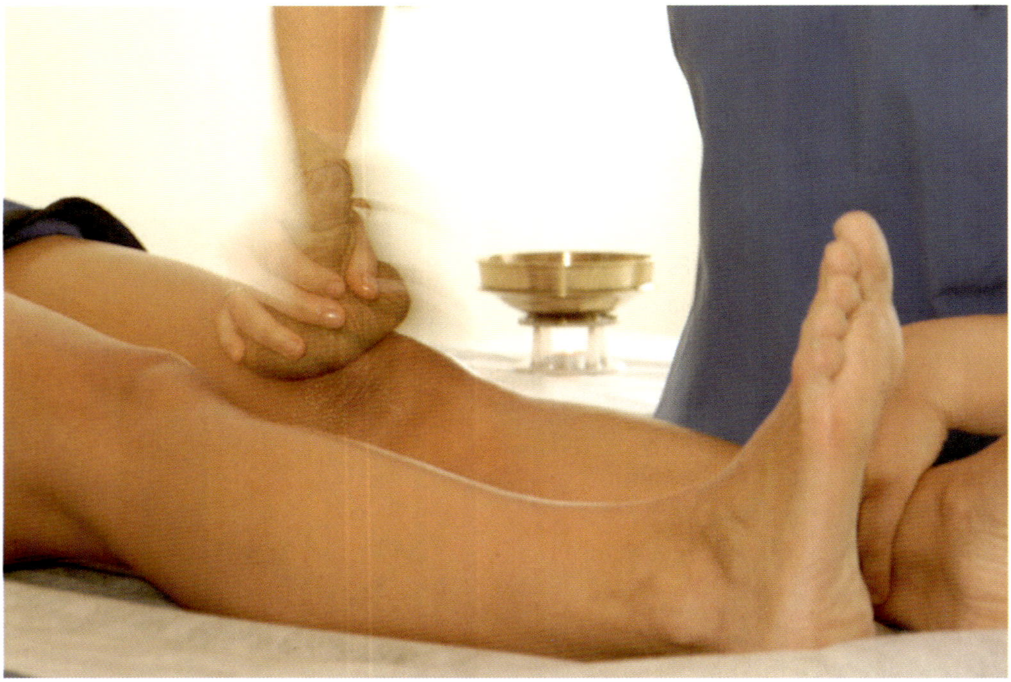

Shirodhara

Shirodhara ist eine Öl-Stirnbehandlung, die vor allem vegetativ ausgleichend wirkt. In Pendelbewegungen wird dabei Öl über die Stirn gegossen. Indikationen dafür sind Kopfschmerzen, hoher Blutdruck und Tinnitus.

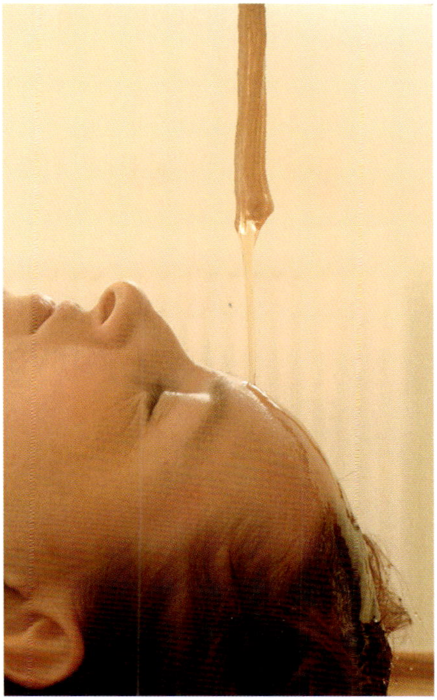

Pizzichilli

Hierbei vereint sich Svedana, also Wärmebehandlung, mit Snehana, der Ölanwendung. Der Patient liegt unter einem warmen Ölstrahl, wobei die Temperatur des Öls behutsam erhöht wird. Auch diese Behandlung unterstützt den Reinigungsprozess des Körpers.

Bashpa Svedana

Bashpa Svedana ist eine Dampftherapie. Der Patient wird mit Heilkräuterdämpfen behandelt.

Hauptbehandlung (Pradhana-Karma)

In der Phase der Hauptbehandlung erfolgt die Ausleitung der Schlackenstoffe aus dem Körper. Es werden in der Ayurveda-Medizin sechs Ausleitungsverfahren angewandt.

Therapeutisches Erbrechen *(Vamana)*
Therapeutisches Abführen *(Virecana)*
Reinigender flüssiger Einlauf *(Ashtapana bzw. Niruha Basti)*
Nährender öliger Einlauf *(Anuvasana Basti)*
Anwendung von Medikamenten über die Nase *(Nasya)*
Therapeutischer Blutentzug *(Raktamoksana)*

Nachbehandlung (Pascat-Karma)

Die dritte Phase der Panchakarma-Behandlung ist die Phase der Erholung und Regeneration. Mit langsamem Kostaufbau soll sich der Körper wieder an die Verdauung fester Nahrung gewöhnen.

Anwendungsgebiete (Indikationen) der Ayurveda-Medizin

Dr. Sebastian Mathew sagt über seine Erfahrungen bezüglich Wirksamkeit und Anwendung der Ayurveda-Medizin:
„Ich selbst bin Chirurg und integriere die ayurvedische Medizin seit 1998 in all meine Behandlungen, die in meiner Praxis von der Präventivmedizin und Medical-Wellness bis hin zur Nachsorge bei Krebspatienten nach Chemotherapie und Bestrahlung reichen.
Bei mehr als der Hälfte meiner Patienten ergänze ich die schulmedizinische Diagnose und Behandlung mit der ayurvedischen Medizin. Zwei Drittel der Patienten, die aus rein ayurvedischem Interesse meine Praxis besuchen, entscheiden sich für Präventivmedizin, Konstitutionsbestimmung, Ernährungsberatung und Wellness-Behandlungen. Die restlichen Patienten sind schwer krank und möchten zusätzlich zur schulmedizinischen Behandlung eine ayurvedische Ergänzungsbehandlung.“
Die Therapiemöglichkeiten der ayurvedischen Medizin erstrecken sich vorwiegend auf chronische und funktionelle Erkrankungen. Frühe und mittlere Stadien können meist durch die ayurvedische Therapie allein positiv beeinflusst werden. In fortgeschrittenen Stadien und bei fulminanten Verläufen kann auf die schulmedizinische Basistherapie meist nicht verzichtet werden. Besonders effektiv wirken ayurvedische Therapiemaßnahmen bei folgenden Erkrankungen:

Erkrankungen des Magen-Darm-Traktes (Gastrointestinale Erkrankungen)

Stomatitis, dyspeptische Beschwerden, Reizmagen, Refluxerkrankungen, chronische Gastritis, Obstipation, Diarrhoe, Fettleber, chronische Hepatitis, chronische Darmentzündungen (Morbus Crohn, Colitis ulcerosa), Darmmykosen.

Atemwegserkrankungen (Respiratorische Erkrankungen)

Allergische und chronische Rhinitis und Sinusitis, Asthma bronchiale, chronische Bronchitis.

Herz-Kreislauf-Erkrankungen (Cardiovasculäre Erkrankungen)

Hyper- und Hypotonie unterschiedlicher Genese, funktionelle Rhythmusstörungen.

Erkrankungen des Harntraktes/ der Geschlechtsorgane (urogenitale Erkrankungen)

Entzündliche Erkrankungen der ableitenden Harnwege, gutartige Prostatavergrößerung.

Frauenheilkunde (Gynäkologie)

Zyklus-Unregelmäßigkeiten, Prämenstruelles Syndrom, Dys-/Hypo-/Hypermenorrhoe, klimakterische Beschwerden.

Hauterkrankungen (Dermatologie)

Akne vulgaris, Seborrhoisches Ekzem, Psoriasis.

Hormonelle Prozesse im Körper (Endokrinologie)

Hypo- und Hyperthyreotische Stoffwechselzustände.

Stoffwechselerkrankungen

Übergewicht, Metabolisches Syndrom, Fettstoffwechselstörungen, Komplikationen des Diabetes mellitus Typ 2.

Rheumatischer Formenkreis und Bewegungsapparat

Degenerative Erkrankungen (Arthrose, Osteochondrose, Osteoporose), entzündliche Erkrankungen, Weichteilrheumatismus, Collagenosen, Fibromyalgie, Morbus Bechterew.

Krebserkrankungen (Onkologie)

Adjuvante Therapie und palliative Betreuung postoperativ, naturheilkundliche Begleitung zu Chemotherapien und Radiotherapien.

Psychosomatik

Unkontrollierbare Stress-Reaktions-Prozesse mit Auswirkungen auf Herz-Kreislauf-System oder Magen-Darm-Trakt, Angstneurosen, Essstörungen, funktionelle Schlafstörungen, Kopfschmerzen.

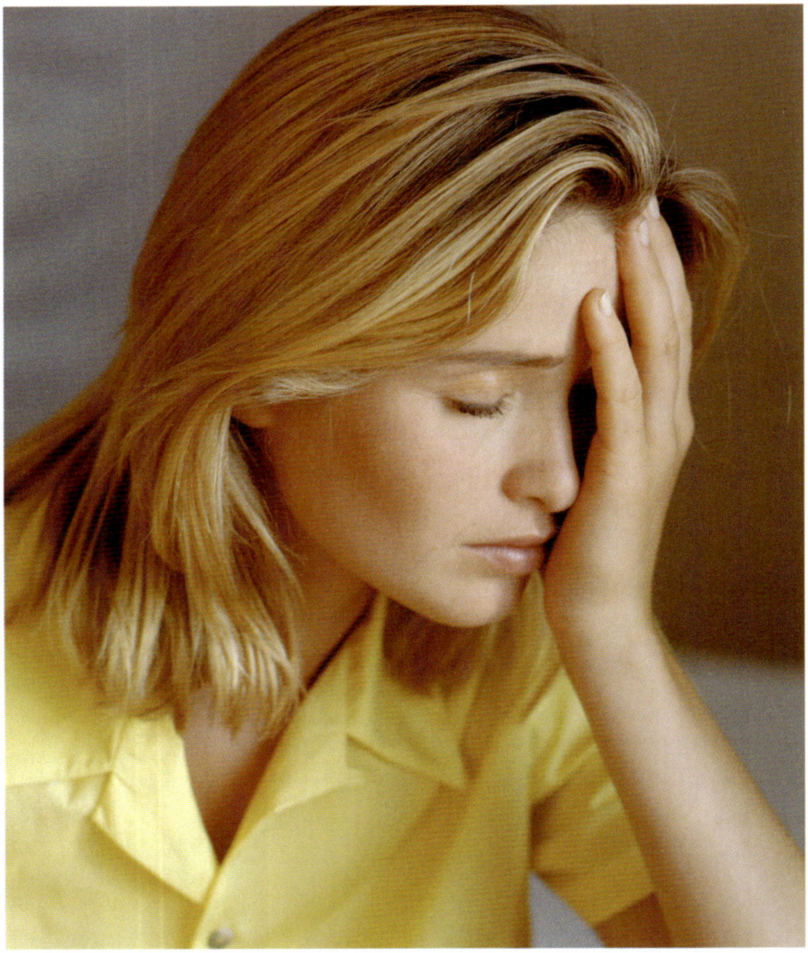

Medizinische Gebiete für den Einsatz von Ghee

Ghee wird in der Ayurveda-Medizin vielfältig angewandt. Zur Verdeutlichung des breiten Wirkspektrums sollen im Folgenden einige Beispiele aus der Ayurveda-Klinik vorgestellt werden.

- Ghee kann in reiner Form vielfach angewendet werden.
- Ghee ist aber auch eine stark wirkende Trägersubstanz, die die Wirkung von Heilkräutern in tieferes Körpergewebe transportiert. Aus diesem Grund werden viele Heilkräuter mit Ghee vermischt zubereitet.

Schwere Ellbogenarthrose

Patient Hubert A. litt seit vier Jahren unter einer schweren Ellbogenarthrose rechts (nur mehr 10° Flexion möglich). Da die Ursache dieser Arthrose schulmedizinisch nicht erklärbar war, wurde dem Patienten an einer Universitätsklinik das operative Einsetzen einer Ellbogenprothese nahegelegt. Da der Patient eine Prothesen-Operation ablehnte, suchte er die ayurvedische Behandlung auf.

Bei der ersten Untersuchung befand sich der 65-jährige Patient in gutem Allgemeinzustand. Auffallend war jedoch die Steifigkeit seiner beiden Ellbogengelenke (das rechte bis zu zehn Grad beugbar, das linke bis zu 30 Grad beugbar). Die restlichen Gelenke befanden sich in gutem Bewegungszustand.

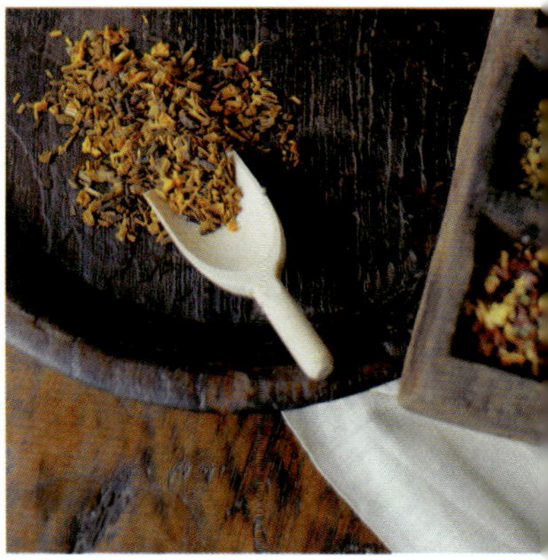

Der Patient wurde zehn Tage lang ayurvedisch behandelt. Die Behandlungen hatten ihren Schwerpunkt im Panchakarma mit Ghee. Hierbei wurden angewandt.

- ayurvedische Ganzkörperkräuterölmassagen,
- lokale Kräuterpastenanwendungen am Ellbogenbereich,
- Darmreinigungen mit Kräutern, Salz, Honig und Ghee,
- orale Einnahme von ayurvedischen Kräutern.

Nach der zehntägigen Ayurvedabehandlung trat eine deutliche Besserung der Bewegungsfreiheit beider Ellbogengelenke auf. Dem Patienten wurde empfohlen, weiterhin Kräuterpaste und Kräuterölmassage auf dem Ellbogenbereich zu verwenden und die orale Einnahme der ayurvedischen Heilkräuter fortzusetzen.
Zehn Monate später kam der Patient zur Nachkontrolle. Erfreulicherweise war die Bewegungsfreiheit beider Ellbogengelenke auf 80 bis 90 Prozent verbessert worden. Das Beschwerdebild des Patienten war dadurch so deutlich reduziert, dass von der Prothesen-Operation Abstand genommen werden konnte.
Der Patient stellte seine Ernährung auf die ayurvedische Kost um und setzt die ayurvedische Heiltherapie mit Kräutern und Ölen fort.

Morbus Bechterew

Der Patient Markus W. leidet seit seinem 18. Lebensjahr an Morbus Bechterew, welches auch schulmedizinisch diagnostiziert wurde. Die schulmedizinische Behandlung der letzten vier Jahre beinhaltete Movalis und sechsmal Metrothexat pro Woche.

Bei der Erstuntersuchung in der Ayurveda-Klinik war der Nacken des Patienten nur geringgradig bewegbar. Das Vorbeugen des Oberkörpers (Finger-Boden-Abstand) war dem Patienten nur bis zur seiner eigenen Kniehöhe möglich. Bei dem Patienten wurden klassische ayurvedische Behandlungen angewandt:

- Panchakarma mit Ghee,
- Kräuteröl-Anwendungen,
- Schwitzbehandlungen,
- Darmreinigungen,
- Ölgussbehandlungen,
- Einnahme von ayurvedischen Heilkräutern.

Nach der Behandlung erhöhte sich die Bewegungsfreiheit des Patienten im Nackenbereich deutlich. Der Patient befindet sich derzeit noch in Behandlung. Der Ernährungsplan des Patienten wurde auf

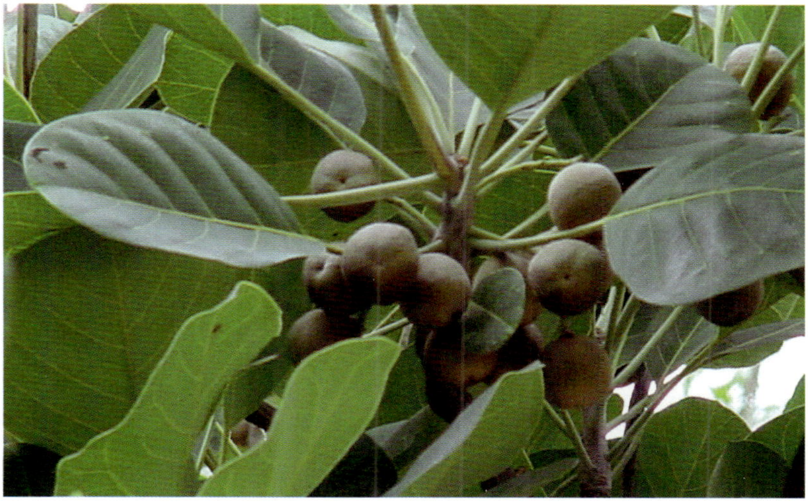

eine ayurvedische Basis umgestellt, des Weiteren praktiziert er regelmäßig Yoga und konsumiert weiterhin ayurvedische Heilkräuter.
Bei der letzten Kontrolluntersuchung hatte sich der Finger-Boden-Abstand bis zum Knöchelbereich verbessert.

Asthma bronchiale

Patientin Christina K. leidet seit zehn Jahren an Asthma bronchiale, welches schulmedizinisch diagnostiziert wurde. Seit Beginn der Erkrankung wurden der Patientin Cortison-Tabletten und Seretide-Spray verabreicht.

Die ayurvedische Behandlung konzentrierte sich auf Panchakarma mit Ghee und vor allem die Brechtherapie. Weitere Behandlungen waren:

- orale Einnahmen von Kräutern,
- Atemübungen (Pranayama)
- Umstellung auf ayurvedische Kost.

Nach dieser ayurvedischen Behandlung konnte die Patientin ihre Cortison-Behandlung absetzen. Den Seretide-Spray benützt die Patientin nur noch bei Bedarf.

Derzeit klagt die Patientin über keinerlei Asthmabeschwerden. Sie nimmt regelmäßig an Yoga-Kursen und an Atemübungskursen teil und ist wieder sportlich aktiver (z.B. Bergwanderungen).

Lumbalgie nach Bandscheiben-Operation

Der Patient Werner D. wurde wegen eines Bandscheibenvorfalls im Bereich der Lendenwirbelsäule im LKH Klagenfurt operiert.

Zwei Jahre später kam es zu einem erneuten Bandscheibenvorfall mit starken Kreuzschmerzen, ausstrahlend in das rechte Bein. Eine neuerliche Operation an den Bandscheiben wurde vom Patienten abgelehnt.

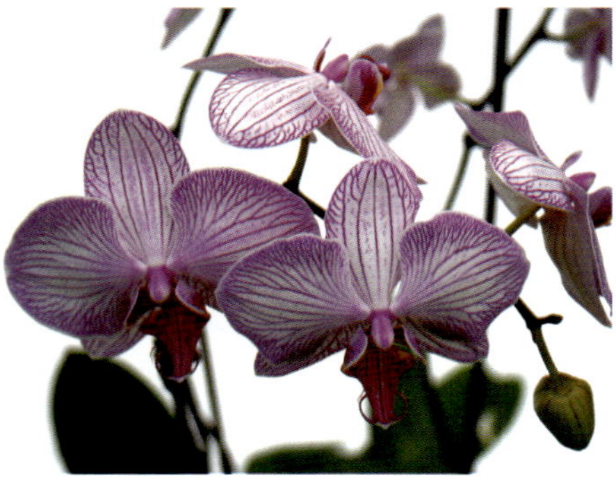

Der Patient erhielt folgende ayurvedische Behandlung:

- Katibasti – der schmerzende Kreuzbereich wird mit Teig umrandet, in dem entstandenen Teigring befindet sich für 40 min. warmes Kräuteröl. Diese Behandlung wurde zwölf Tage lang täglich durchgeführt.
- Massagen an Rücken und Bein,
- orale Einnahme ayurvedischer Heilkräuter.

Der Patient befand sich während der Behandlung in Krankenstand und konnte nach der zwölftägigen Behandlung schmerzfrei Bewegungsabläufe durchführen. Von einer erneuten Operation konnte bisher Abstand genommen werden.

Weitere medizinische Indikationen für Ghee

Verstopfung

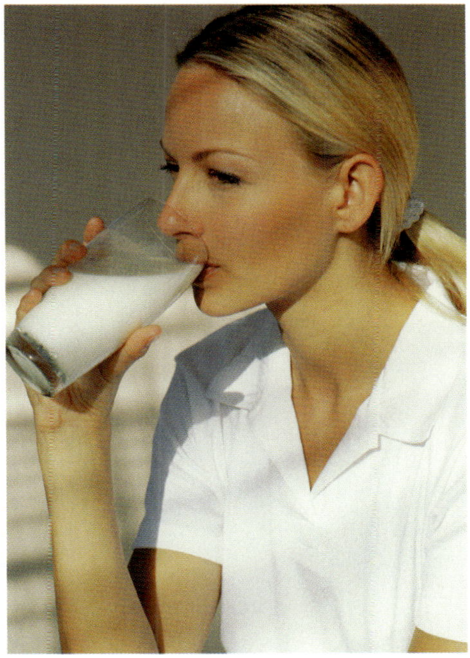

Bei Verstopfung geben Sie vor dem Zubettgehen 1-2 Teelöffel Ghee in eine Tasse mit heißer Milch. Ghee entfaltet in dieser Mischung eine sehr wirksame und abführende Wirkung. Diese Behandlung ist für Menschen gut geeignet, die eine Vata- und/oder Pitta-Konstitution haben.

Nasenbluten

Bei Nasenbluten ohne Ursache kann Ghee hlifreich angewendet werden. Träufeln Sie einige Tropfen lauwarmes Ghee in beide Nasenöffnungen, Ghee wirkt allgemein blutstillend.

Beruhigung und Entspannung

Ghee wird auch bei psychischen Erregungszuständen angewendet. Hier verwendet man Ghee als Nasentropfen. Befeuchten Sie die inneren Nasengänge mit einer kleinen Menge Ghee oder Brahmi-Ghee und ziehen Sie das Ghee leicht durch die Nase.

Kopfschmerzen

Drei bis fünf Tropfen aufgewärmtes Ghee in beiden Nasenöffnungen hilft gegen Kopfschmerzen, besonders bei Vata-Kopfschmerz.

Stillprobleme

Wenn das Kind keinen Appetit hat, mischen Sie eine Brise Pippali mit einem Teelöffel Honig und einem halben Teelöffel Ghee und lassen Sie Ihr Baby an dieser Mischung lecken. Je mehr es davon aufnimmt, desto stärker wird der Appetit des Kindes.

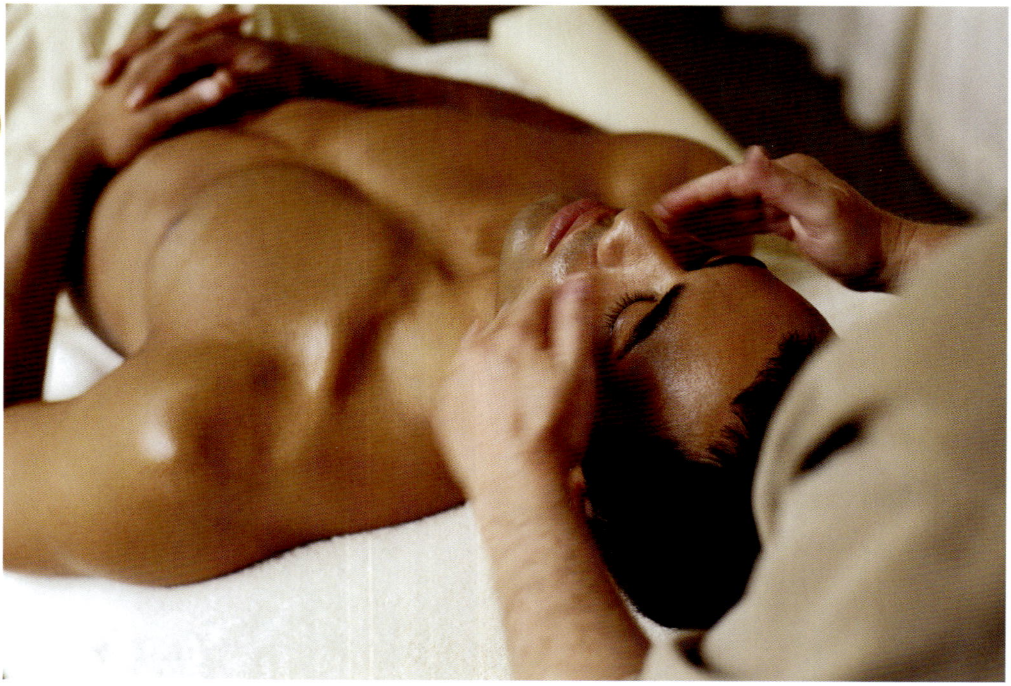

Verbrennung

Ghee wird mit Aloe vera und Kurkuma vermischt für lokale, oberflächliche Anwendung verwendet, kann aber auch eingenommen werden. Die beruhigende, regenerierende Wirkung von Ghee hilft, die beeinträchtigte Haut nach leichteren Verbrennungen zu entspannen.

Woran erkennt man seriöse Ayurveda-Institute und qualifizierte Therapeuten?

In Österreich unterliegt die Ausbildung von ärztlichem und nicht ärztlichem Personal den Richtlinien des Bundesministeriums für Gesundheit und Frauen.
Die Ayurveda-Anwendung im gewerblichen Bereich durch nicht ärztliches Personal ist auf so genannte Wohlfühlbehandlungen beschränkt. Das bedeutet, dass nur gesunde Klienten betreut werden dürfen und nur mit speziellen, in der Auswahl eingeschränkten Kräutern gearbeitet werden darf. Vor jeder Ayurveda-Behandlung ist also eine ärztliche Abklärung unabdingbar sowie bei neu auftretenden Beschwerden während der Behandlung die Konsultation eines Arztes unbedingt notwendig.
Die empfohlene Ausbildungsdauer für nicht ärztliches Personal umfasst etwa drei Jahre und beinhaltet Ausbildungsanteile aus Theorie und Praxis. Bei ärztlichem Personal ist die Ayurveda Ausbildungsdauer kürzer, da sie als postgraduale Zusatzausbildung angeboten wird.
Folgende Kräuter und Produkte dürfen ausschließlich durch einen Arzt angewendet werden: Adoniskraut, Ammi-visnaga-Früchte, Belladonnablätter, Bilsenkraut, Bitterholz, Guar, Gutti, kanadische Hanfwurzel, Kalabarbohne, Koloquinten, Krotonöl, bittere Mandeln, Muskatnussöl, Oleanderblätter, Opium, Sarsaparillenblätter, Tabakblätter.
Auch Wechselwirkungen mit Medikamenten, Allergien, Unverträglichkeiten und andere Kontraindikationen müssen vor jeder Behandlung geprüft werden!
Vor jeder Ayurveda-Behandlung findet eine Befragung zu Konstitution und aktuellen Beschwerden sowie eine Untersuchung statt. Lediglich selbständig einen Konstitutionsbogen auszufüllen, ist unzureichend.
Im Rahmen der Voruntersuchung soll die Behandlung auf den Patienten individuell abgestimmt werden. Es wird eine individuelle Vorgehensweise und individuelles Öl (Konstitutionsöl) unter Berücksich-

tigung aller körperlichen Faktoren, wie zum Beispiel Stoffwechsel oder Zyklus, ermittelt.

An einem Tag sollten nicht zu viele Behandlungen hintereinander gereiht werden. Es ist völlig ausreichend, zum Beispiel eine Ayurveda-Ganzkörpermassage und eine kleine Anwendung (z. B. Kräuterbad oder Gesichtsmassage) zu erhalten.

Vor dem Stirnölguss muss eine kurze anregende Massage durchgeführt werden, damit der Blutdruck während der Behandlung nicht zu stark abfällt. Nach dieser Anwendung dürfen kein Schwitzbad und kein Saunabesuch folgen.

Nach jeder Ayurveda-Anwendung ist eine Ruhephase notwendig.

Ghee in der Tierheilkunde

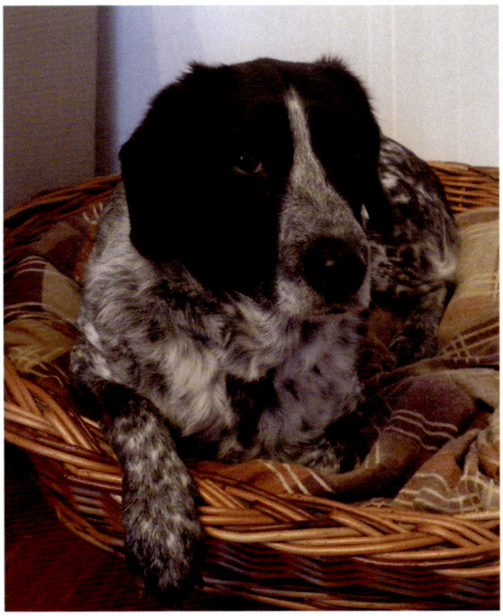

Klauenfäule und reife Abszesse von Tieren werden bei afrikanischen und asiatischen Völkern mit Ghee behandelt. Dabei werden nach chirurgischen Eingriffen die Wunden mit Ghee bestrichen, um ein rasches, problemloses Abheilen zu erzielen.

Auch aus unseren Breiten gibt es Berichte, dass bei Hunden und Katzen, die offene Wunden an den Pfoten aufweisen (z. B. durch Salzstreuung), ein oftmaliges Einreiben mit Ghee die Wunden abheilen lässt.

Auch wenn Bisswunden, nach deren Reinigung, mit Ghee bestrichen werden, wird ein problemloses Abheilen erzielt.

Ayurveda, Ghee und Auge

Welche Bedeutung können Störungen der drei Doshas für das Auge haben? Gibt es im Ayurveda vorbeugende Maßnahmen bei Augenproblemen? Welche Therapiemöglichkeiten bietet Ayurveda für Augenerkrankungen? Kann Ghee das trockene Auge lindern? Kajal, was ist das? Wozu wird Kajal angewendet?

Wie schon beschrieben, führt nach der Ayurvedischen Medizin eine Unausgewogenheit der drei Doshas (Vata, Pitta, Kapha) zu Erkrankungen.

Auch alle anatomischen Strukturen des Auges setzen sich aus Vata, Pitta und Kapha zusammen. Nachdem jedes Dosha in den Organen eine eigene Rolle spielt, gibt es spezifische Konstellationen, die zu einem Ungleichgewicht der Doshas auch im Auge führen. Je nachdem, welches der drei Doshas beeinträchtigt ist, entstehen unterschiedliche Augenerkrankungen.

Vata, Pitta und Kapha: ihre Bedeutung beim Auge

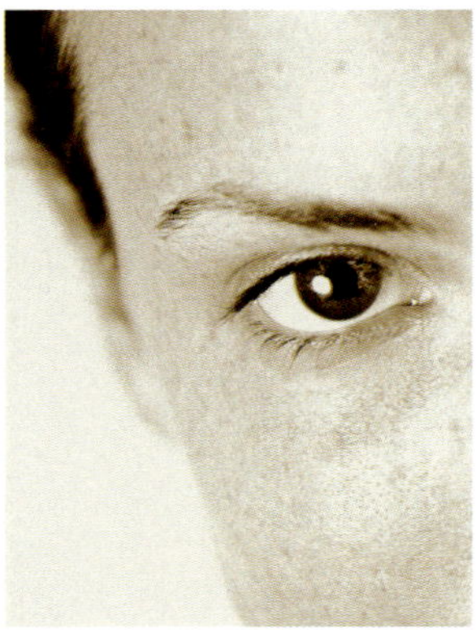

Bei den Augenlidern ist Vata für das Öffnen und Schließen der Lider verantwortlich, Pitta dient zur Befeuchtung und für den Glanz der Augen und Kapha gibt Strukturstabilität und verwertet Nährstoffe.

Aderhaut (Chorioidea), Strahlenkörper (Ziliarkörper) und Netzhaut (Retina) sind wegen des starken Blutgefäßanteils von Pitta beeinflusst.

Die Regenbogenhaut (Iris) wird Vata zugeordnet.

Die Muskeln und der weiße Augenanteil (Lederhaut = Sklera) entsprechen dem Kapha.

Pitta analysiert die Objekte und ist für das Sehen verantwortlich. Jede Störung von Pitta führt daher zu Sehstörungen. In solchen Fällen können Details von Objekten wie Farbe, Konturen und Größe nicht mehr genau identifiziert werden. Die Farbempfindlichkeit hängt von der funktionellen Kapazität von Pitta ab. Bei Störungen von Pitta können Defekte bis zum vollständigen Verlust des Farbsehens auftreten.

Vorbeugende Maßnahmen im Ayurveda

Das Auge ist für die menschliche Sinneswahrnehmung von großer Bedeutung. Daher ist die Erhaltung des Augenlichtes für alle Menschen immens wichtig.
Vorbeugende Maßnahmen zur Gesunderhaltung des Auges aus ayurvedischer Sicht sind:

- einfache Medikationen,
- Gewohnheitsfaktoren,
- Ernährungsfaktoren,
- Geisteszustand,
- Schutz vor äußeren Einflüssen.

Einfache Medikationen

Zu den einfachen Medikationen für das Auge werden Anjana, Nasya, Kabala, Gandoosha, Mukalepa, Akshitarpana und Netratarpana angewandt.

Bei **Anjana** wird die Medizin entlang der inneren Oberfläche der Lider aufgetragen (z.B. Collyrium in Ghee). Sie kann dabei die Gefäßwände durchdringen und erreicht alle Teile des Auges.
Als Stoffwechsel-Endprodukt wird Lipofuscin in Netzhautschichten des Auges abgelagert und führt zu einem fortschreitenden Sehverlust im Alter (altersbedingte Makuladegeneration). Durch eine spezielle Anjana-Therapie wird versucht, diese Speicherung und Ablagerung von Lipofuscin zu verhindern.

Bei **Nasya** wird die Medizin (zum Beispiel Ghee) durch die Nasenöffnungen eingebracht, wodurch das Produkt durch die Nasen-Tränenwege zum Auge transportiert wird.

Nasya entfaltet direkte und rasche Wirkung, da die Substanz durch die Schleimhaut direkt aufgenommen wird. Es kommt dabei zu keiner Zeitverzögerung und die Wirkung tritt sofort ein. Ein weiterer positiver Aspekt von Nasya ist die gleichzeitige Reinigung der Atemwege (Srotas).

Kabala und Gandoosha sind Methoden, bei denen die Medizin (zum Beispiel Ghee) durch den Mund eingebracht wird.
Bei **Kabala** wird mit der Substanz gegurgelt, wobei die Flüssigkeit alle Teile der Mundhöhle erreichen kann und die Aufnahme über die Schleimhaut erfolgt. Da der Ast der Arteria facialis, die das Auge mit Blut versorgt, in der Wange verläuft, wird die Medizin über diese Arterie den Augengeweben zugeführt.
Zur **Gandoosha**-Behandlung wird Wasser mit speziellen Pflanzenextrakten angereichert und 10 bis 30 Minuten die Mundhöhle gespült.

Bei **Mukalepa** wird die Medizin (zum Beispiel Ghee) auf das Gesicht aufgetragen und durch Diffusion werden die Arteria facialis, der Nervus facialis und der Nervus trigeminus, die alle entlang der Wange verlaufen, erreicht. Auf diese Weise werden von der Wirkung der Arzneimittel auch die Augengewebe miteinbezogen.

Bei Augenerkrankungen, bei denen Vata und Pitta beeinträchtigt sind, ist **Akshitarpana** hilfreich. Unter Akshitarpana versteht man die Benetzung des Auges mit reinem oder mit Arznei versetztem Ghee. Dieser Behandlung gleichzusetzen ist **Netratarpana,** wobei zur Behandlung der Augen das leicht erwärmte, ölige ***Ghee*** auf das geöffnete Auge aufgebracht wird, um es für eine vorher festgelegte Zeit einwirken zu lassen (genaue Beschreibung im Kapitel „Trockenes Auge").

Ghee-Lampe (für Augen)
Eine traditionelle ayurvedische Methode, die Augen zu stärken und zu kühlen, besteht darin, in die Flamme einer Ghee-Lampe zu blicken. Dafür wird ein Baumwolldocht in eine kleine Schale mit Ghee gesteckt. Ein wenig Ghee wird auf die Dochtspitze geträufelt und dann angezündet.

Gewohnheitsfaktoren

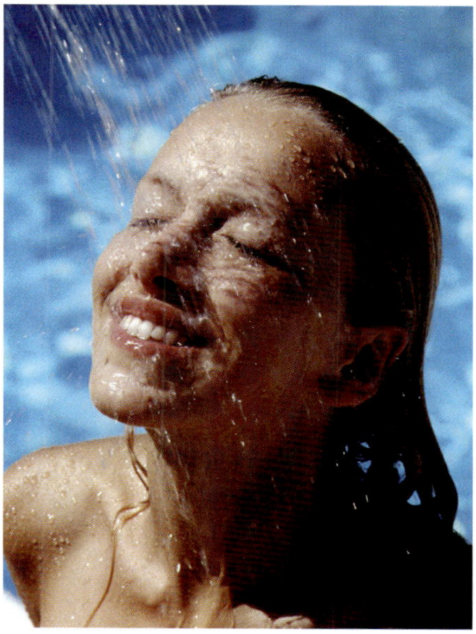

Regelmäßige und tägliche Anwendung von Öl auf den Kopf und tägliches Kopfbad mit kaltem Wasser halten das Auge frisch und funktionstüchtig. Tiefer gesunder Schlaf ist zum Schutz der Augenfunktion absolut notwendig.
Da die Füße in engem Zusammenhang mit den Augen stehen, stimulieren Fußmassagen mit Ghee die sympathischen und parasympathischen Nerven. Daher sollten die Füße rein, gesund und von Hitzeeinflüssen ferngehalten werden.

Ernährungsfaktoren

Pitta ist der funktionelle Faktor des Auges und Störungen des Pitta führen direkt zu Augenerkrankungen.
Getreide, Fleisch von Vögeln, kaltes Wasser, Zucker (süßer Geschmack), Ghee und rote Weintrauben sind gut für die Augen.

Geisteszustand

Ein guter, ausgeglichener Geisteszustand ist wesentlich für gut funktionierende Augen. Dazu gehören auch das Vermeiden von Stress, Angst, Streit und Ärger, sowie das Bewahren von klarem, ruhigem Verstand und der Versuch, überwiegend fröhlich zu sein.

Schutz vor äußeren Einflüssen

Es ist weltweit anerkannt, dass ultraviolettes Licht, Ozon und Feinstaub die Augen stark belasten. Besondere Vorsicht ist heutzutage vor diesen schädigenden Umweltfaktoren geboten. Aber auch Allergie auslösende Substanzen, wie Pollen, Medikamente und Konservierungsmittel, die in Augentropfen enthalten sein können, müssen beachtet werden.

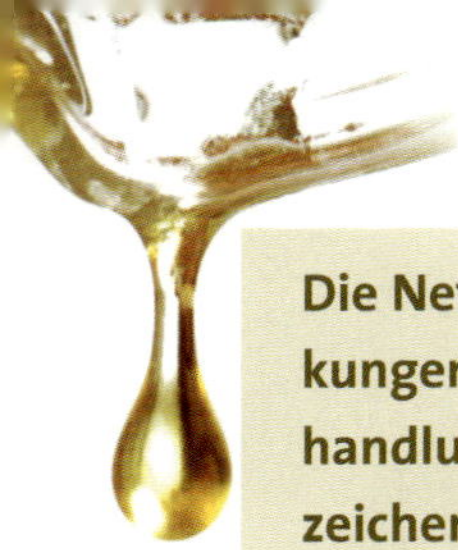

Die Netratarpana-Behandlung mit Ghee ist bei allen degenerativen Augenerkrankungen nützlich. Bei infektiös-entzündlichen Augenerkrankungen sollte diese Behandlung gleich zu Krankheitsbeginn sowie nach Verschwinden der Entzündungszeichen durchgeführt werden. Auch zur Prophylaxe kann Netratarpana angewandt werden. Siehe S. 81.

Die Zeit der Anwendung hängt vom jeweils Vorherrschen der Doshas (Vata, Pitta oder Kapha) ab. Die Maximalzeit ist bei Vata dominierten Erkrankungen, die Minimalzeit bei Kapha-Erkrankungen wirksam. Dabei wird zwischen 15 und 30 Minuten behandelt.

Bei Vata-Störungen sollte die Behandlung an fünf bis sieben aufeinander folgenden Tagen, bei Pitta-Störungen an fünf bis sieben alternierenden Tagen und bei Kapha fünf- bis siebenmal an jedem dritten Tag durchgeführt werden.

Netratarpana bei Augenerkrankungen

Trockenes Auge (Sravabhavam)

Diese Erkrankung und die Behandlung werden später ausführlich besprochen.

Degenerative Erkrankungen des Sehnervs

In Ayurveda stellt dies eine Tridosha-Erkrankung dar (alle Doshas sind betroffen). Um das Pitta-Dosha zu verringern, ist zusätzlich zu anderen Behandlungen auch Netratarpana gebräuchlich.

Psychosomatische Erkrankungen des Auges

Das Sehen ist nur in Gegenwart der Geistesleistung möglich. Daher wird jeder geistige Defekt oder jede Störung des Bewusstseins auf das Sehen Einfluss haben. Jede Art psychosomatischer Störungen manifestiert sich in die Augen betreffenden (ophthalmologischen) Symptomen.

Bei Personen, die ungewohnte und unerwartete Situationen nicht verarbeiten können oder bei Menschen, die unnatürliche, stark beleuchtete Objekte wahrnehmen und auch darüber erzählen, sind alle drei

Doshas miteinbezogen. Zusätzlich zu anderen Behandlungen ist hier besonders Netratarpana mit Ghee gebräuchlich.
Bei geistig instabilen Personen kann unscharfes Sehen auftreten. Hier ist Pitta stark und Netratarpana mit Ghee wird angewendet.
Bei Angstreaktionen sind Symptome wie zeitweise verschwommenes Sehen, Kopfschmerzen, Lichtscheu (Photophobie), verschlechterte Nachtsicht, Augenjucken, das Gefühl von Hitze im und ums Auge, häufiges Blinzeln, brennende Schmerzen hinter dem Auge sowie Schwierigkeiten, Gesehenes zu fixieren, häufig. Bei diesen Symptomen ist zusätzlich zu anderen Behandlungen Netratarpana mit Ghee nützlich.

Sehstörungen – ausgelöst durch toxische Substanzen

Die toxischen Substanzen sind hauptsächlich Tabak, Alkohol, Blei und Antibabypille (orale Kontrazeptiva). Aus ayurvedischer Sicht herrscht in diesen Fällen Pitta vor. Das Absetzen der auslösenden Faktoren und im Anschluss daran Netratarpana mit Ghee wird empfohlen.

Netzhauterkrankungen

Die ayurvedische Lehre schreibt die Sehvorgänge in der Netzhaut dem Pitta zu. Dieses spezielle Pitta wird Alocaka-Pitta genannt. Bei Alocaka-Pitta-Defekten kommt es also zu Sehstörungen. Die beschriebenen Hauptsymptome sind Sehschwierigkeiten, Lichtscheu (Photophobie), gelbliche Verfärbung beim Sehen, Schwierigkeiten, helle Dinge wahrzunehmen, etc.
In diesem Fall ist eine pittareduzierende Behandlung anzustreben. Speziell Netratarpana mit Ghee hilft sehr gut.

Kleinersehen (Mikropsie)

Bei dieser Erscheinung werden Objekte kleiner gesehen, als sie tatsächlich sind.
In Ayurveda ist dies eine Funktionsstörung des Pitta. Eine pittareduzierende Behandlung, besonders Netratarpana mit Ghee, ist hier von großer Bedeutung.

Augenerkrankungen sind zumeist mit Systemerkrankungen verbunden (Diabetes mellitus, Bluthochdruck und Schwangerschaftsgestose).

Diabetes mellitus kann zu Veränderungen in der Netzhaut (Retina) führen und das Sehen stark beeinflussen. Hauptsymptom ist die Verminderung der Sehschärfe, sogar Erblindung durch Blutungen in den Glaskörperraum kann auftreten. Einstellung der Blutzuckerwerte und pittareduzierende Behandlungen, wie Netratarpana mit Ghee, werden angewandt.

Die Rolle der Doshas sowie die Behandlungsarten gegen den Bluthochdruck sind den mit Diabetes mellitus assoziierten Erkrankungen ähnlich. Es wird die Regulierung der Hypertonie auf normale Druckwerte angestrebt. Unterstützend werden Behandlungen zur Pittadosha-Reduktion mit Akshitarpana angewandt.

Schwangerschaftsgestosen treten vor allem im neunten Schwangerschaftsmonat auf. Auch hier wird in der ayurvedischen Behandlung eine Pitta-Reduktion angestrebt.

Erkrankungen der Lederhaut (Sklera)

Rote oder gelbe Flecken in der Lederhaut (Pitta-Erkrankung) können auch mit Akshitarpana behandelt werden. Bei Vitamin-A-Mangel kommt es auch zu degenerativen Erkrankungen der Sklera (die Sklera wird trocken und verdickt). Auch hier ist Akshitarpana nützlich.

Allergische Konjunktivitis, chronische Konjunktivitis, Gerstenkorn

Diese zählen zu den Pitta-Störungen, wobei ebenfalls Netratarpana mit Ghee empfohlen wird.

Prophylaktisch gegen müde oder tränende Augen

Hier liegt eine Vata-Beeinträchtigung zugrunde. Präventiv wird in diesen Fällen und beim Computer-Vision-Syndrom (CVI), das bei lange dauernder und oft durchgeführter Computerarbeit auftreten kann, ein Ghee-Bad zweimal wöchentlich empfohlen.

Achtung: Bei akut entzündlichen Erkrankungen, starken Schmerzen sowie Verdacht auf Netzhautablösung empfiehlt es sich, umgehend einen Augenarzt aufzusuchen!

Das trockene Auge
(Keratokonjunctivitis sicca, Sicca-Syndrom)

Das trockene Auge stellt die häufigste Erkrankung des vorderen Augenabschnitts dar. Jeder zweite Patient, der einen Augenarzt aufsucht, leidet unter dem trockenen Auge, das auch als Sicca-Syndrom oder Keratokonjunktivitis sicca bezeichnet wird. Deshalb wird auch ein spezielles Kapitel dieses Buchs dem trockenen Auge und seiner Behandlung mit Ayurveda-Medizin gewidmet.

Das trockene Auge ist medizinisch gesehen eine Benetzungsstörung des Auges.
Sekretionsstörungen der Tränendrüsen, vermehrte Verdunstung von Tränenflüssigkeit, Instabilität des Tränenfilms und dadurch verringerte Benetzungsfähigkeit der Augenoberfläche führen zum trockenen Auge. Auch eine Verminderung der schützenden Faktoren sowie Vermehrung von Entzündungsreizen spielen eine große Rolle.

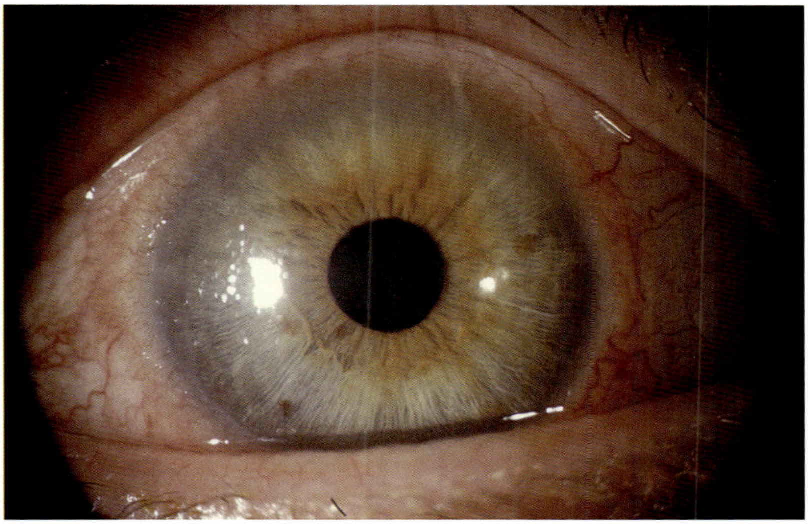

Trockenes Auge

Was ist das trockene Auge? Wie empfindet man das trockene Auge?

Betroffene leiden unter Brennen, Jucken und Schmerzen sowie einem Fremdkörpergefühl im betroffenen Auge. Oft wird von den Patienten beschrieben, sie verspüren ein Gefühl, als hätten sie Sand in den Augen. Das Auge erscheint rot, entzündet, ähnlich einem allergischen Geschehen.

Betroffene berichten außerdem über verschwommenes Sehen, das durch Blinzeln verbessert werden kann. Auch erhöhte Lichtempfindlichkeit, müde Augen, schwere Lider, klebriges Augensekret und das Gefühl von erhöhtem Augendruck werden empfunden. Dieser Zustand verschlechtert sich meist nach längerem Lesen, Fernsehen oder Arbeiten am Computer. Kontaktlinsen werden nicht oder nicht mehr vertragen. Es fällt sogar oft schwer, in traurigen Situationen zu weinen.

Paradoxerweise gehören, wie später erklärt wird, manchmal auch tränende Augen zum Erscheinungsbild des trockenen Auges.

Diese vielfältigen Symptome sind oftmals so unspezifisch, dass bis zur Diagnosestellung viel Zeit vergeht. Zeit, die Betroffene als sehr belastend erleben. Zeit, in der die Lebensqualität stark leidet.

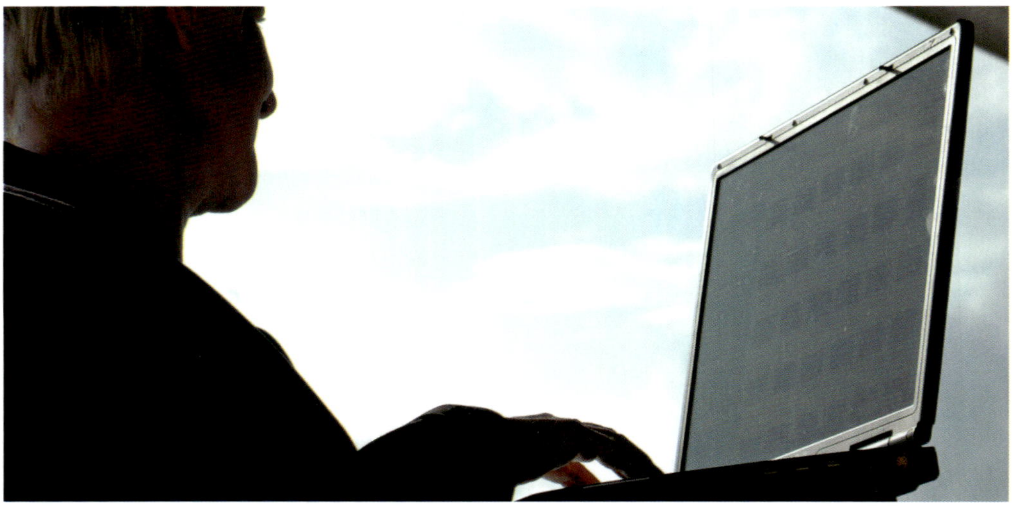

Was sind die Auslöser für das trockene Auge?

Ursprünglich wurde das trockene Auge fast ausschließlich bei einer Autoimmunerkrankung, dem so genannten Sjögren-Syndrom, beobachtet. Dies ist eine Erkrankung, bei der alle Körperflüssigkeiten (Speichel, im Verdauungstrakt und eben auch die Tränenflüssigkeit) vermindert gebildet werden.

In den letzten Jahren wurde das trockene Auge immer häufiger beobachtet und somit zu einer weit verbreiteten „Volkskrankheit".

Die Ursachen für das trockene Auge sind vielfältig. Oft spielen auch verschiedene Faktoren zusammen. Neben dem natürlichen Alterungsprozess des Körpers (der Tränendrüsen) sind vor allem Hormone ein sehr häufiger Auslöser. Durch orale Kontrazeptiva (Pille) und die Menopause sind Frauen häufiger betroffen als Männer. Erfahrungen zeigen, dass zwei Drittel (66 Prozent) Patientinnen sind.

Psychische Erkrankungen werden ebenso als Auslöser für das Sicca-Syndrom angesehen.

Ernährung mit Säure bildenden Lebensmitteln soll die Ausbildung des trockenen Auges fördern.

Lang anhaltende Arbeit am Computer, Lesen oder Fernsehen lässt die Augen ermüden und kann über eine Verminderung des Blinzelvorgangs ebenfalls zum trockenen Auge führen.

Klimaanlagen sowie Umwelteinflüsse wie Wind tragen zu dessen Entstehung bei.

Medikamente (ß-Rezeptorenblocker, Antidepressiva) können auch Schuld am Auftreten des Sicca-Syndroms sein.

Vor allem Zigarettenrauch und Nikotin scheinen ein wesentlicher Auslöser für das trockene Auge zu sein.

Die Verschlechterung der Umweltbedingungen (Erhöhung der Belastung mit ultraviolettem Licht, Feinstaub und Ozon) bewirkt Veränderungen an der Augenoberfläche und löst dadurch das trockene Auge aus.

Selbstverständlich sind auch anatomische Veränderungen am Auge Auslöser für das Sicca-Syndrom, wenn z.B. durch Narbenbildung ein vollständiger Lidschluss nicht mehr möglich ist und es dadurch zu einem verstärkten Verdunsten der Tränenflüssigkeit kommt.

Ursachen für das Entstehen des trockenen Auges

- Alter
- Hormone
- Autoimmunerkrankungen
- Psyche
- Ernährung
- Computer
- Klimaanlagen
- Medikamente
- Zigarettenrauch
- Umwelt
- Anatomische Veränderungen des Auges

Das trockene Auge in der Ayurveda-Medizin

In Ayurveda wird das trockene Auge Sravabhavam genannt und beschreibt die gleichen Symptome wie in der Schulmedizin. Der Zugang zum Krankheitsbild jedoch ist ein völlig anderer.

Im Wesentlichen sind die Doshas Vata und Pitta für das trockene Auge auslösend.

Vata entsprechen die Elemente Wind und Äther, denen die Eigenschaft der Austrocknung zugeschrieben wird.

Vata beeinträchtigt außerdem Pitta und Rasadhatu (Plasma), was zur Verminderung der Tränenflüssigkeit führt.

In der Medizin des Ayurveda werden verschiedene Faktoren als Auslöser für das trockene Auge beschrieben.

Dazu zählen

- Ernährung – Ahara,
- Gewohnheiten und Beschäftigungen – Viharas,
- psychische Stabilität,
- Systemerkrankungen,
- generalisierte Augenerkrankungen,

- exogene Faktoren (Umwelt- und Luftverschmutzung, Wunden, Verbrennungen, saisonale Änderungen),
- strukturelle, anatomische oder angeborene Missbildungen,
- Behandlungsfaktoren.

Von all diesen angegebenen Faktoren steht klar die Ernährung – Ahara – im Mittelpunkt. Ayurveda spricht von den so genannten Achakshushya Aharas. Damit ist Essen gemeint, das einen negativen Einfluss auf die Augengesundheit hat. Dazu gehört Essen, das das Dosha Pitta vermehrt.

Erstaunlicherweise gibt es zwischen Schulmedizin und Ayurveda-Medizin durchaus große Gemeinsamkeiten. Dies betrifft vor allem die Bereiche

- Systemerkrankungen,
- Überanstrengung der Augen, Fernsehen, Computer,
- Allgemeinerkrankungen des Auges,
- Psyche,
- Ernährung,
- Umwelteinflüsse.

Die Tränenflüssigkeit

Das Tränensekret ist eine durchsichtige, farblose Flüssigkeit zur Benetzung von Bindehaut und Hornhautvorderfläche. Die Tränenflüssigkeit setzt sich aus 98 Prozent Wasser und zwei Prozent darin gelösten Substanzen zusammen. Sie hat einen pH-Wert zwischen 7,1 und 7,5 und ist somit leicht alkalisch. Ihre Brechzahl wird mit n = 1,35 angenommen. Durchschnittlich befindet sich eine zehn µm dicke Tränenflüssigkeitsschicht auf der Hornhautvorderfläche.

Der inhomogene Tränenfilm besteht aus einer schleimigen (mukösen) Schichte, die den Tränenfilm an die Hornhautoberfläche bindet, einer wässrigen Mittelschichte, die Eiweiß (Proteine), Salze und Zucker enthält sowie einer ganz außen, der Umwelt zugewendeten Fettschichte (Lipidschichte), die ein Verdunsten der Tränenflüssigkeit verhindert. Dieser Fettanteil der Tränen stellt eine komplexe Mischung verschiedenster Lipide dar, die nach dem Austritt aus den Drüsen durch das Blinzeln über die Augenoberfläche verteilt wird.

Aufbau des Tränenfilms

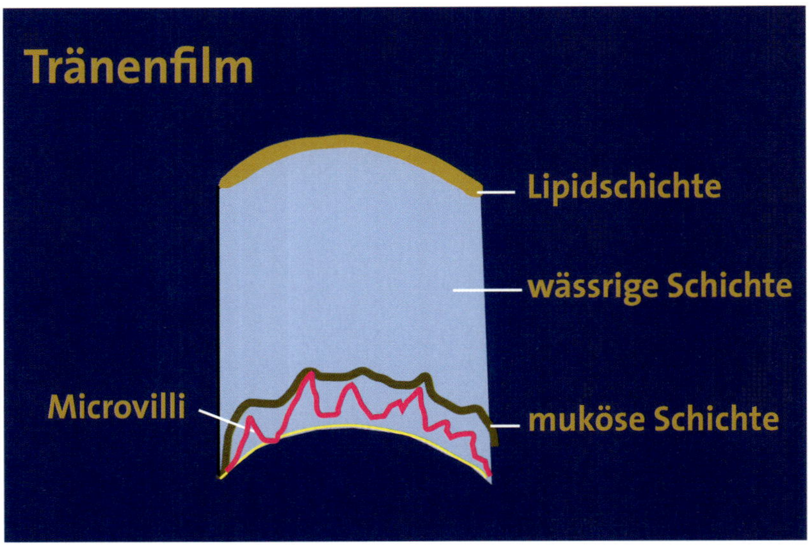

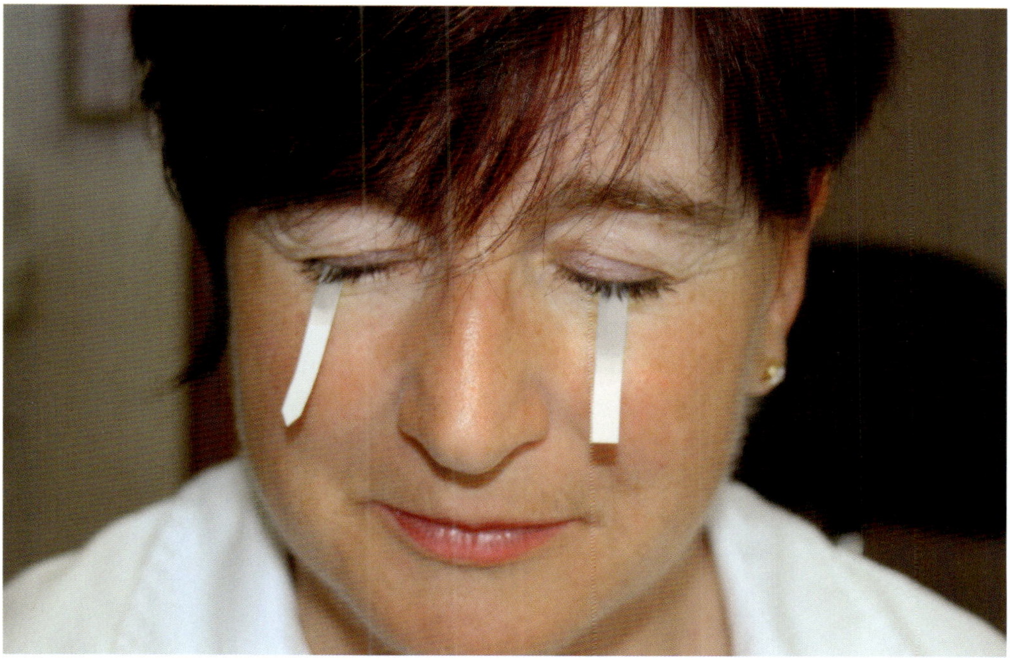

Diagnostik des trockenen Auges in der Schulmedizin

Schirmer-Test

Der Schirmer-Test wird zur Messung der Tränenproduktion eingesetzt. Mit Hilfe eines fünf mm breiten Filterpapierstreifens, der im Bindehautsack des äußeren Lidwinkels angebracht wird, wird Tränenflüssigkeit gesammelt. Die Länge seiner Durchfeuchtung wird nach fünf Minuten gemessen. Bei mehr als 15 mm Länge wird auf normale Tränenproduktion geschlossen. Weniger als zehn mm Befeuchtungsstrecke stellt einen Hinweis auf ein trockenes Auge dar.

Tränenfilm-Aufreißzeit

Die Tränenfilm-Aufreißzeit (auch als Break Up Time = BUT bezeichnet) wird definiert als die Zeitdauer nach einem Lidschlag, bei dem der Tränenfilm über die Augenoberfläche verteilt wird und diese benetzt, bis zum Aufreißen des Tränenfilms. Das bedeutet, dass bei der Spaltlampenuntersuchung beim Augenarzt trockene Stellen auf der Hornhaut des Auges sichtbar werden.

Die normale Tränenfilm-Aufreißzeit wird in der Literatur unterschiedlich von 8 bis 30 Sekunden angegeben. Normalerweise sollte sie zwischen zehn und zwölf Sekunden liegen. Das Aufreißen des Tränenfilms bewegt den Gesunden dazu zu blinzeln und damit den schützenden Tränenfilm zu erneuern.

Instabilität des Tränenfilms erklärt, warum Patienten trotz ausreichender Tränenflüssigkeit ein trockenes Auge entwickeln können. Diese Instabilität kann durch veränderte Zusammensetzung der Tränenflüssigkeit entstehen, was erhöhte Verdunstung der Tränen auslöst. Auch eine Funktionsstörung der Meibom-Drüsen, die die Fettschichte der Tränen bilden, ist ein häufiger Grund für eine veränderte Zusammensetzung (Fettschichte des Tränenfilms fehlt) und dadurch erhöhte Verdunstung.

Über zehn Sekunden: normale Tränenfilm-Aufreißzeit.

Unter fünf Sekunden: trockenes Auge.

Diagnostik des trockenen Auges im Ayurveda

Im Unterschied zur Schulmedizin ist das trockene Auge im Ayurveda nicht als Einzelerkrankung zu sehen, sondern als Zusammenspiel verschiedener systemischer Krankheitsprozesse. Auch die Untersuchungsmethoden weichen etwas von den schulmedizinisch verwendeten ab.

Es gibt zwei Hauptuntersuchungen in der Ayurveda-Medizin.

Ashtasthana pareeksha beinhaltet

- Nadi – Puls: Frequenz, Rhythmus, Blutbild etc.
- Jihwa – Zunge: Farbe, Geruch, Schleimhautveränderungen
- Drik – Auge: Position, Größe, Bewegungen, Blick
- Sabdam – Stimme: Mentale Verfassung, Klang
- Sparsham – Berührung: Körpertemperatur, Hautbeschaffenheit
- Malam – Stuhl: Menge und Art, unverdaute Anteile
- Moothram – Urin: Farbe, Menge, Gewicht, Sediment
- Akrithi – Konstitution: Größe, Gewicht, Anomalien

Dasavidha pareeksha beinhaltet

- Dooshyam: Einbeziehung der Körpergewebe
- Desham: Rasse und Lebensraum
- Balam: Körperliche und geistige Verfassung
- Kalam: Saisonalität oder zeitliche Begrenzung der Erkrankung
- Analam: Verdauungsaspekte
- Prakrithi: Konstitution
- Vaya: Alter (das trockene Auge tritt bevorzugt ab dem 50. Lebensjahr auf)
- Satwam: Mentaler Status
- Sathmyam: Gewohnheiten, Verhalten
- Aharam: Ernährungsgewohnheiten (trockene Nahrungsmittel begünstigen das trockene Auge)

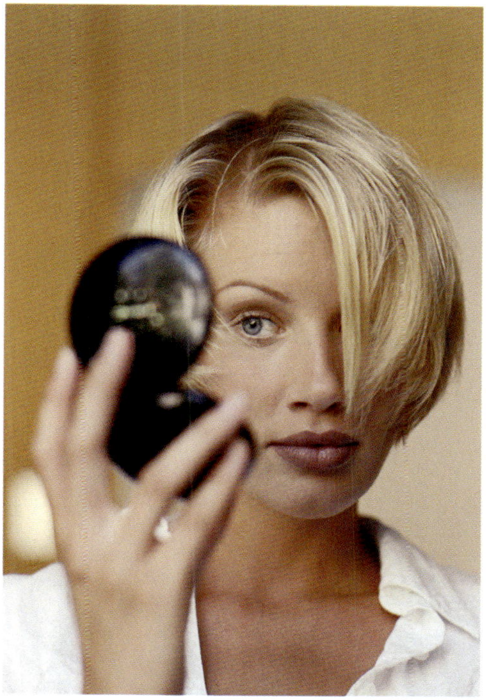

Nach diesen zwei allgemeinen Untersuchungsformen wird auch das Auge genau betrachtet. Die folgenden Schritte sind denen der Schulmedizin sehr ähnlich; nämlich eine vollständige augenärztliche Untersuchung:

- Verschwommenes Blickfeld
- Sehen von Lichtblitzen
- Schmerzen
- Rötung, Entzündung
- Sekret
- Position des Augapfels und der Lider
- Kopfschmerz

Therapie des trockenen Auges in der Schulmedizin

Der konventionelle Weg

Um eine individuelle und adäquate Therapie zu finden, ist es notwendig, die Ursachen des trockenen Auges zu ermitteln.
Ein unbehandeltes trockenes Auge beinhaltet das Risiko, dass es zu einem chronischen Krankheitsbild kommt, welches nur mehr gelindert, aber zeitlebens nicht mehr geheilt werden kann. In besonders ausgeprägten Fällen kann es beim Schlafen zu einem Ankleben des Lids an der Hornhaut kommen, das beim Aufwachen zu intensivem Schmerz beim Lösen des Lids führt. Auch die Bildung von Geschwüren wird bei besonders schlimmen Fällen des trockenen Auges beobachtet.

Nachdem meistens verschiedene Faktoren zusammenspielen, ist es eine sehr komplexe Aufgabe, die entsprechende Therapie zu finden.
Wie bereits gesagt, ist mit den heute zur Verfügung stehenden Mitteln keine Heilung möglich. Es kann lediglich durch Tränenersatzmittel oder systemische Medikamente eine Verbesserung der Lebensqualität erreicht werden.

Tränenersatzmittel

Bei der Therapie des trockenen Auges ist es das primäre Ziel, die fehlende Tränenflüssigkeit zu ersetzen. Die Tränenersatzmittel befeuchten die Augenoberfläche, sollen somit eine hohe Wasserbindungskapazität haben. Eine lange Verweildauer des Tränenersatzmittels ist wünschenswert, um die Eintropffrequenz so niedrig wie möglich zu halten. Gleichzeitig sollen Substanzen enthalten sein, die der krankhaft veränderten Tränenflüssigkeit fehlen.
Zuerst wurden kostengünstige Hydroxypropylmethylzellulose-Produkte eingesetzt. Diese schmieren zwar die Augenoberfläche und ermöglichen eine längere Verweildauer an der Augenoberfläche, die Inhaltsstoffe sind aber unphysiologisch und ursprünglich nicht in der Tränenflüssigkeit vorhanden.
Eine neue Generation der Tränenersatzmittel wurde entwickelt, indem das in der menschlichen Tränenflüssigkeit üblicherweise vorhandene

Hyaluronat den Produkten zugesetzt wurde. Hyaluronat (das Salz der Hyaluronsäure) hat eine hohe Wasserbindungskapazität und gute Schmierwirkung. Auch eine lange Verweildauer ist von großem Vorteil in der Behandlung des Sicca-Syndroms, da dadurch die Patienten weniger oft eintropfen müssen.

Wesentlich ist nach heutigem Wissensstand, dass die Tränenersatzmittel konservierungsmittelfrei sind, da durch die Konservierungsmittel allergische Reaktionen und chronische Entzündungen hervorgerufen werden können. Vor allem, wenn die Therapie über lange Zeit mehrmals täglich durchgeführt wird.

Weitere Therapieformen

Die Tränensekretion anregende Medikamente sollen eine Steigerung der produzierten Tränenflüssigkeitsmenge erreichen (zu nennen sind etwa Eloisin, Salagen).

Punctum plugs sind Stopfen, die in die ableitenden Tränenwege eingesetzt werden und verhindern, dass die ohnehin schon geringe Tränenmenge abfließen kann. Dadurch wird eine Befeuchtung des Auges durch die eigene Tränenflüssigkeit erreicht.

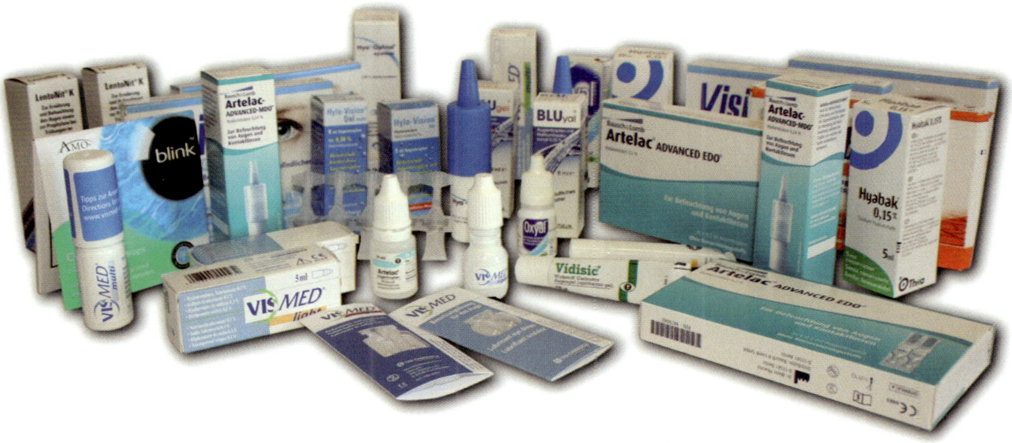

Die breite Palette von Tränenersatzmitteln

Auch Transplantationen der Speicheldrüse in den Bereich der Tränendrüse werden durchgeführt, um der Augenoberfläche Flüssigkeit zuzuführen. Die danach gebildeten „Speicheltränen" weisen allerdings die Zusammensetzung des Speichels auf, der für die Benetzung der Augenoberfläche nicht ideal ist.

Ebenso werden systemisch wirkende Medikamente zur Verbesserung des trockenen Auges angewendet, wie etwa

- Immunsuppressiva,
- Antirheumatika,
- Hormontherapie mit Östrogenen, Androgenen,
- Vitaminsubstitution, Mineralsalzen und Spurenelementen,
- Hydratation,
- Tetrazykline,
- Flunarizin.

Es gibt somit zahlreiche Möglichkeiten, das trockene Auge zu behandeln. Da ein chronisch gewordenes Sicca-Syndrom die PatientInnen ein Leben lang belastet und eine vollständige Heilung praktisch unmöglich ist, werden von Seiten der ÄrztInnen und auch der PatientInnen im Laufe der Zeit alle möglichen Therapieformen ausgeschöpft, um Linderung zu erzielen.

Therapie des trockenen Auges in der Ayurveda-Medizin

In der Ayurveda-Medizin wird die Ursache für das trockene Auge mit der Ungleichheit der Doshas Vata und Pitta erklärt. Aus diesem Grund ist das Hauptziel aus ayurvedischer Sicht, diese beiden Doshas wieder in Einklang zu bringen. Da dies einer ganzheitlichen Behandlung des Körpers bedarf, besteht die Behandlung aus einer generalisierten und einer lokalen Behandlung.

Die generalisierte Behandlung beinhaltet, dass alle Faktoren, die das Vata-Dosha und das Pitta-Dosha in ein Ungleichgewicht versetzen, ausgeschaltet werden. Dazu sind Veränderungen von schädigendem Lebensstil (je nach Dosha-Typ unterschiedlich) notwendig. Zum Beispiel können Diät, Änderung von schlechten Angewohnheiten und generalisierte Reinigung des Körpers mittels Panchakarma behilflich sein.

Die effektivste lokale Behandlungsmöglichkeit stellt sicherlich das so genannte **Augenbad oder Netratarpana** mit Ghee dar.

Die Ghee-Behandlung des trockenen Auges hat bereits eine jahrhundertelange Tradition.

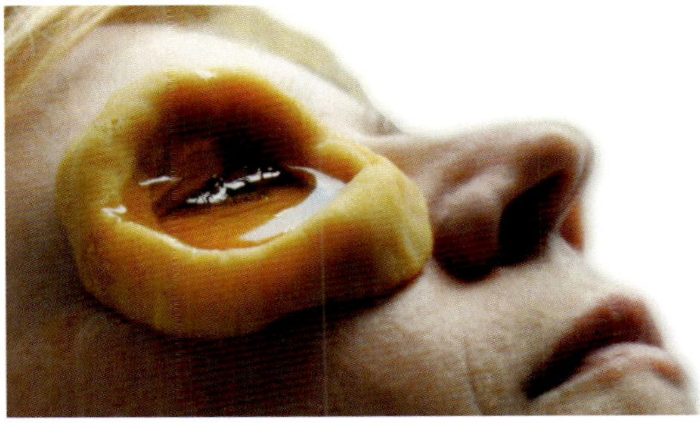

Ghee-Behandlung auf traditionelle Weise

In der traditionellen Ayurveda-Behandlung mit Ghee wird dem Patienten ein Ring aus Kichererbsenpaste um das zu behandelnde Auge gelegt. Dieser Ring dient dazu, dass das auf das geöffnete Auge aufgebrachte Ghee nicht abrinnt. Das Ghee wird vorher auf Körpertemperatur erwärmt und wirkt als goldgelbe Flüssigkeit zehn Minuten ein, wobei mit ayurvedischer Musik eine angenehme Atmosphäre geschaffen wird. Bei Bedarf kann danach auch das andere Auge der Therapie unterzogen werden. Die Therapie soll zumindest an fünf aufeinander folgenden Tagen wiederholt werden.

In einer Studie an der Univ.-Augenklinik, Medizinische Universität Graz, wurde der positive Effekt von Ghee zur Behandlung des trockenen Auges wissenschaftlich nachgewiesen.
Die vor dem Beginn der Ghee-Behandlung durchgeführten Untersuchungen, wie Schirmer-Test, Tränenfilmaufreißzeit etc. bewiesen schulmedizinisch eindeutig das Vorliegen eines trockenen Auges bei den PatientInnen, die an der Studie teilnehmen.
Als Probanden wurden solche Personen ausgewählt, die schon mehrere Jahre am trockenen Auge litten, sie infolge einer Meibom-Drüsen-Fehlfunktion entwickelten. Da diese Drüsen für die Produktion des Fettanteils in der Tränenflüssigkeit verantwortlich sind, ist bei diesen PatientInnen der Anteil der Fettkomponente als Bestandteil des Tränenfilms gestört. Daher war die Ayurvedatherapie (Netratarpana) mit der Applikation von Lipiden (Ghee) viel versprechend. Das Alter der PatientInnen lag zwischen 29 und 66 Jahren.

Die PatientInnen nahmen freiwillig an der Studie teil und wurden von der behandelnden Ärztin informiert und über den genauen Ablauf aufgeklärt. Das Ziel der Studie war es, einen Unterschied im persönlichen Befinden vor und nach der Behandlung mit dem Ghee festzustellen.
Im Gegensatz zur traditionellen Behandlung des Sicca-Syndroms mit Kichererbsenpaste wurden an das Auge angepasste Glasbecher verwendet, um ausschließlich das Auge zu behandeln und ein Abrinnen des Ghees über Gesicht und Haare zu verhindern. Die Therapien erfolgten aus Termingründen im Wochenabstand.
Da nach der Ghee-Therapie die Augenoberfläche mit Fett benetzt ist, erschien die Durchführung des Schirmer-Tests sowie der Tränenfilmaufreißzeit nicht sinnvoll, und der Therapieerfolg wurde ausschließlich anhand der Aussagen der Patientinnen dokumentiert.
Das persönliche Empfinden der Patientinnen wurde durch eine Befragung vor Beginn der Behandlung und nach jeder Behandlung ermittelt und die Aussagen von ihnen in einen Fragebogen eingetragen. Die deutsche Version des OSDI (Ocular Surface Disease Index) diente zur Erfassung des persönlichen Empfindens.

Ghee-Augenbad der Regenbogen-Apotheke Graz

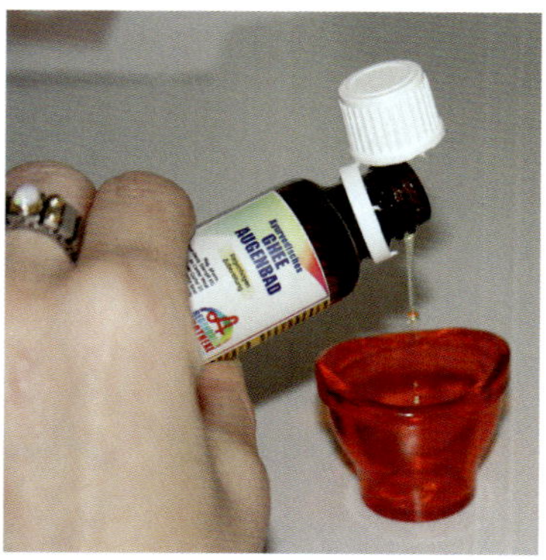

Das Ghee-Augenbad wurde in Zusammenarbeit mit der auf ayurvedische Produkte spezialisierten Regenbogenapotheke, Graz, entwickelt.

www.regenbogenapo.at
stampfl@regenbogenapo.at

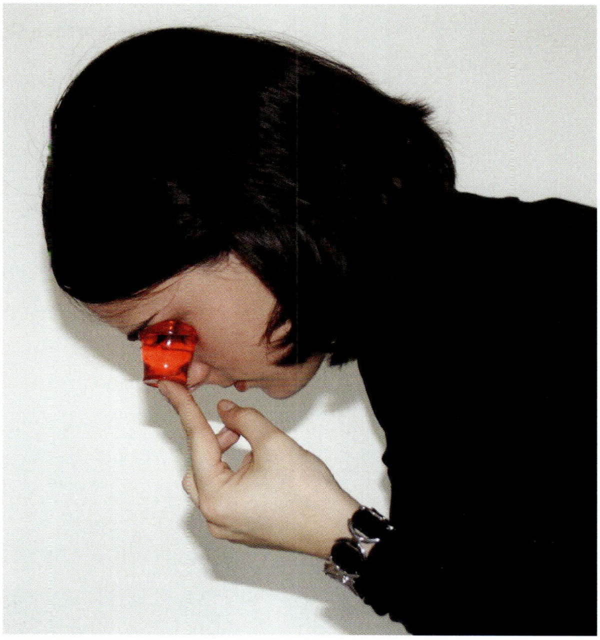

Behandlung des trockenen Auges mit Ghee, das in einen Becher gefüllt ist, der dem Auge angepasst ist.

Nach der ersten Woche wurde kein signifikanter Unterschied zum persönlichen Empfinden vor der Therapie beobachtet. Aber nach der dritten Behandlung mit Ghee trat eine wesentliche Veränderung auf. Bei allen Patientinnen konnten nach fünf Therapien mit Ghee die Symptome des trockenen Auges reduziert werden. Bei einer Patientin verschwanden die Symptome vollständig.

Berichte der Patientinnen

Frau Erika P. (45) „Die Behandlung mit Ghee empfand ich als sehr angenehm.
Nach der letzten der fünf Behandlungen hatte ich eine Woche keine Probleme mit meinen Augen und kein Fremdkörpergefühl. Obwohl ich viel Zeit im Freien verbrachte, hatte ich bis heute keine Beschwerden am Auge. Üblicherweise ist es für mich schrecklich, mich im Freien aufzuhalten, meine Augen werden rasch belastet“. Nach weiteren zwei Wochen: „Ich habe selten Symptome des trockenen Auges und wenn, sind sie nur schwach ausgeprägt“.

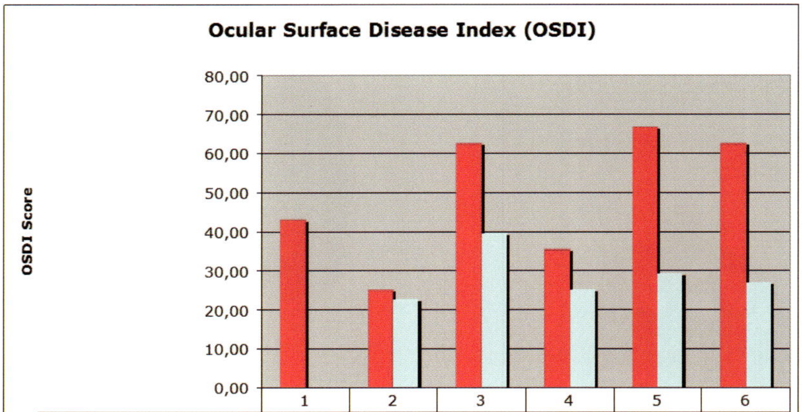

	1	2	3	4	5	6
OSDI vor der Behandlung	43,18	25,00	62,50	35,42	66,67	62,50
OSDI nach 5 Behandlungen	0,00	22,72	39,58	25,00	29,17	27,08

Frau Josefa R (51) „Normalerweise muss ich Tränenersatzmittel drei- bis viermal am Tag verwenden. Nach der ersten Behandlung mit Ghee brauchte ich zwei Tage lang überhaupt keine Tränenersatzmittel. Als ich das erste Mal zur Behandlung kam, ließ ich die Therapie nur an einem Auge durchführen, um den Unterschied zu kennen. Ich muss Ihnen sagen, ich spüre wirklich einen großen Unterschied zwischen dem behandelten Auge und dem anderen. Das unbehandelte brennt weiterhin ganz stark. Es ist wirklich ein großer Unterschied. Ich machte die Behandlung an beiden Augen weiter, weil sie für meine Augen einen großen Vorteil bringt". Eine Woche später: „Das rechte Auge ist nun viel besser, ich brauche nur mehr zweimal in der Woche die Augentropfen, vorher musste ich bis zu 21-mal eintropfen". Eine weitere Woche später: „Seit der Behandlung bin ich viel weniger lichtempfindlich. Vorher schmerzte mich das Sonnenlicht richtig in den Augen, und ich musste immer zu Boden schauen, um die Schmerzen zu vermeiden. Aber zur Zeit schadet mir das Sonnenlicht nicht so sehr".

„Auch mein schlechteres linkes Auge wir nun viel besser. Anstelle von drei- bis viermal Eintropfen pro Tag reicht es nun aus, einmal in zwei Tagen die Tropfen zu verwenden".

Bei der letzten Befragung nach vier Wochen: „Seit der ayurvedischen Behandlung waren meine Augen nie mehr gerötet und ich hatte keine Bindehautentzündung, die ich sonst oft hatte".

Frau Sabine S (29) „Nach der Behandlung fühle ich mich viel besser. Meine Augen sind weniger gerötet". Nach drei Behandlungen: „Nach der dritten Behandlung war es für meine Augen ganz ausgezeichnet. Ich habe keine roten Augen mehr. Ich fühle mich sehr gut. Obwohl ich keine Tränenersatzmittel mehr nehme wie früher, sind meine Augen nicht gerötet".

Frau Renate O (66) „Nach dieser Ghee-Behandlung brauche ich meine Augentropfen nur mehr ganz selten". Eine Woche später: „Diese Woche war sehr angenehm. Statt die Tränenersatzmittel fünfmal am Tag zu verwenden, brauche ich diese nur mehr viermal in der ganzen Woche".

Frau Beate R (41) „Diese Behandlung ist so angenehm und bequem. Ich würde am liebsten zweimal täglich zur Therapie kommen". Eine Woche später: „Normalerweise bin ich sehr lichtempfindlich, aber nach der Therapie ist das ganz anders, ich kann sogar direkt in die Sonne schauen". Nach der letzten Behandlung: „Besonders am Tag der Behandlung fühle ich mich einfach gut".

Frau Katharina M (53) „Während des Tages fühle ich mich mit dieser Behandlung viel besser. Ehrlich, ich habe die Augentropfen vergessen zu verwenden, aber ich habe das nicht einmal bemerkt".

Anscheinend kommt es durch Ghee zum Ersatz der fehlenden Fettkomponente bei der Meibom-Drüsen-Dysfunktion. Aber möglicherweise kommt es durch Ayurveda auch zur „Beruhigung der Psyche", denn auch sie spielt beim trockenen Auge eine große Rolle.
Weitere Studien zur Anwendung des Ghee bei verschiedenen Formen des trocken Auges sind aber notwenig, um das Anwendungsgebiet dieser Therapie zu erweitern.

Kajal

Frei aus dem Arabischen übersetzt heißt Kajal so viel wie Kohlenstoff. Dies weist darauf hin, dass Kajal beim Verbrennen von Ghee entsteht. Aus Ghee erzielt man Kajal, das besonders fein verteilte Kohlenstoffpartikel enthält.

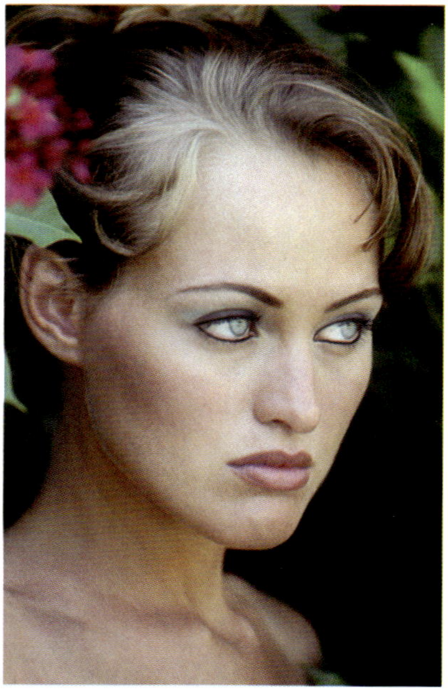

Ähnlich wie Aktivkohle kann Kajal andere Substanzen adsorbieren. Daraus erklärt sich seine Wirkung bei der Bindung von Staub, Pollen, Bakterien etc. Bei starker Luftverschmutzung wirkt Kajal besonders effektiv.

Kajal bietet auch einen natürlichen Lichtschutz.

Seit Jahrtausenden (Kleopatra-Look) dient Kajal zur natürlichen Augenpflege und als Make-up. Als Lidstrich unter oder über dem Auge oder Lidschatten kann Kajal ein angenehmes Gefühl vermitteln.

Besonders bei trockenen Augen ermöglicht Kajal mit Kampher gemischt ein kühlendes und erfrischendes Gefühl.

Ayurvedische Heilkräuter und Ghee

Kann man in das ölige Ghee heilende Substanzen aus Pflanzen einbringen und damit die Heilkraft des Ghees erweitern? Welche Pflanzen werden dazu verwendet? Wie stellt man solche Mischungen her? Kann man diese Pflanzen auch in Europa bekommen?

Ghee ist eine ausgezeichnete fetthaltige Trägersubstanz, die fettlösliche heilende Wirkstoffe von Pflanzen in tieferes Körpergewebe transportiert. Aus diesem Grund werden viele Heilkräuter und andere Pflanzenteile mit Ghee gemischt. Diese Präparate dienen sowohl für die äußerliche als auch für die innerliche Anwendung.

Herstellung von ayurvedischem Heilkräuter-Ghee

Ein Teil trockene Pflanzen und 16 Teile Wasser werden langsam auf kleiner Flamme gekocht, bis das Wasser auf ein Viertel seiner ursprünglichen Menge reduziert ist. Dieser Kräuterextrakt wird abgeseiht und mit gleicher Menge Ghee auf kleiner Flamme so lange gekocht, bis das gesamte Wasser verdampft ist.

Bei zu hohen Temperaturen besteht die Gefahr, dass die Wirkstoffe der Pflanzen zerstört werden.

Es besteht aber auch die Möglichkeit, die fein gepulverten Substanzen direkt mit Ghee intensiv zu vermengen und eventuell mit Honig gemischt einzunehmen.
Dies ist für die innerliche Gabe von besonders bitteren oder herben Substanzen von Vorteil.

Die bekanntesten ayurvedischen Heilpflanzen-Ghee- Mischungen

Triphala-Ghee

Inhaltsstoffe Triphala bedeutet „drei Früchte“. Diese sind Haritaki, Bibhitaki und Amalaki.

Die Mischung aus den getrockneten Früchten ist wahrscheinlich eine der wichtigsten Kombinationen von Heilpflanzen im Ayurveda. Die drei Pflanzen sollen im Folgenden daher einzeln beschrieben werden.

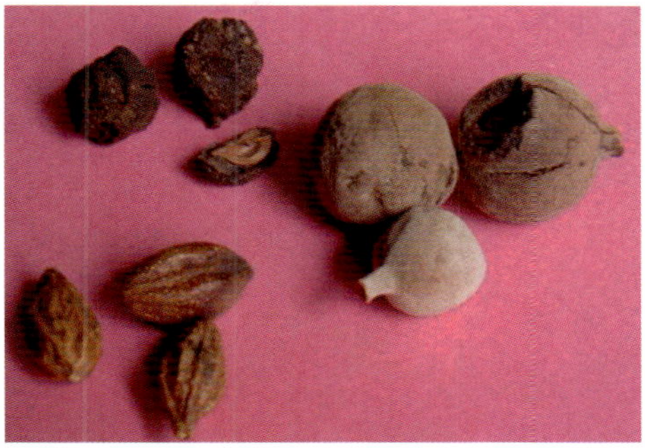

Triphala-Früchte

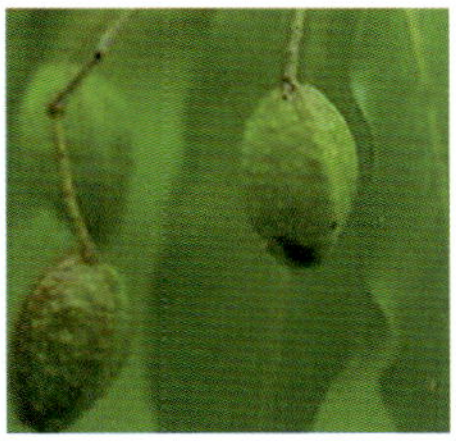

Terminalia chebula

Sanskrit Haritaki
Myrobalanenbaum

Vorkommen Die Pflanze gehört zur Familie der Flügelsamengewächse und kommt in Indien als Baum mit breit gefächerten Ästen und gelbgrünen Früchten vor.

Inhaltsstoffe der pflaumenähnlichen Früchte sind Gerbstoffe, Tannin, Chebulin und Gallussäure.

Anwendung Bei Hämorrhoiden, chronischen Geschwüren, Lungenentzündung, Husten, Asthma, Halsentzündung, Zahnfleischentzündung, Erkrankungen der Bauchspeicheldrüse, Gelbsucht oder Verstopfung.

Wirkung Antiseptisch, pilztötend, zusammenziehend (adstringierend), den Hustenreiz lindernd, schleimreduzierend, antiasthmatisch, fiebersenkend, entspannend, magenberuhigend, leberschützend, abführend.

Bemerkungen Als verjüngend und abwehrsteigernd bekannt. Öffnet die Körperkanäle (Srotas) und erleichtert damit die Ausscheidung von Giften und Abfallprodukten. Wird auch als Aphrodisiakum verwendet.

Terminalia bellirica

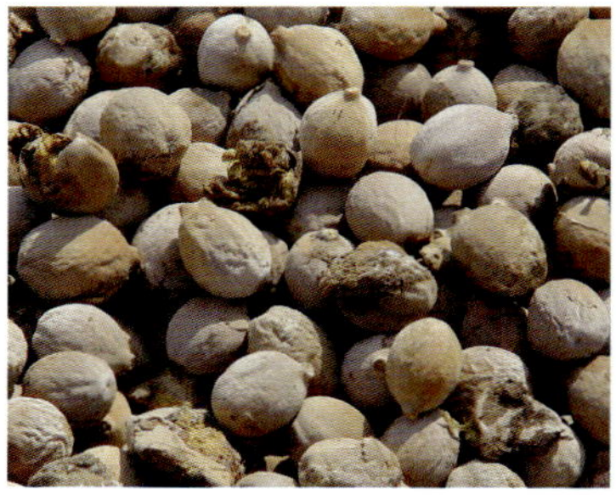

Sanskrit V(B)ibhitaki
Grüne belerische Myrobalane

Vorkommen In den Wäldern der indischen Ebene.

Inhaltsstoffe der grünen Früchte, die sich beim Trocknen gelb/braun verfärben und schrumpfen, sind Gerbstoffe, Gallussäure, Ellagsäure, Chebulagsäure und ß-Sitosterol.

Anwendung Diarrhoe, verschiedene chronische und akute infektiöse Augenerkrankungen, Hornhauttrübungen, Bindehautwucherung (Pterygium), beginnender grauer Star (Linsentrübung), Husten, Kehlkopferkrankungen, Impotenz.

Wirkung Antibakteriell, pilztötend, zusammenziehend (adstringierend), schmerzlindernd (analgetisch), fiebersenkend (antipyretisch), augenstärkend und -belebend (augentonisch), schleimlösend, aphrodisierend.

Bemerkungen: Beim Triphala-Ghee trägt die Pflanze zur augenstärkenden und -belebenden Wirkung der Mischung bei.

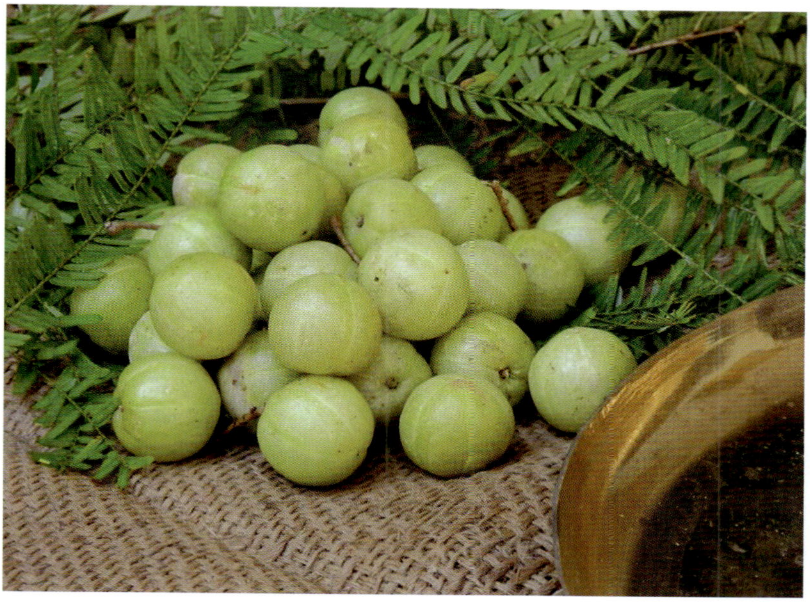

Emblica officinalis

Sanskrit Amalaki
Aschfarbene Myrobalane

Vorkommen Indische Küsten, Kaschmir.

Inhaltsstoffe Gerbstoffe, Gallussäure, Ellagsäure, viel Vitamin C (auch in den trockenen Früchten).

Anwendung Verjüngungsmittel und Aphrodisiakum, gegen allgemeine Schwäche (besonders bei alten Menschen), Behandlung von Wunden, Verdauungsprobleme, Übersäuerung, Gastritis, Nervenstärkung, Atemwegserkrankungen, Hautkrankheiten.

Wirkung Die Pflanze stärkt die Abwehrkräfte, ist kreislauffördernd, samenvermehrend, aphrodisierend, zusammenziehend (adstringierend), antibiotisch, fiebersenkend, leberstärkend, verdauungsfördernd, schleimlösend.

Bemerkungen: Der Baum mit grüngelben oder roten Früchten wird auch indische Stachelbeere genannt.
In den Früchten ist besonders viel Vitamin C enthalten, das für seine Wirkung als Antioxidans und skorbutverhindernd bekannt ist.

Die Kombination der drei oben beschriebenen Pflanzen Haritaki, Bibhitaki und Amalaki wird als Triphala in Ghee eingebracht und im Ayurveda bei vielen Therapien angewandt. Dazu zählen

- Blutungen und Wunden,
- Asthma,
- Bronchitis,
- Diabetes mellitus,
- Blutarmut (Anämie),
- Appetitlosigkeit,
- Verstopfung,
- Fieber,
- entzündliche Hautkrankheiten,
- Augenentzündungen, Sehstörungen, trockenes Auge (Sicca-Syndrom), Nachtblindheit, Linsentrübung (Katarakt, grauer Star) und zur Stärkung der Sehkraft,
- Blutreinigung.

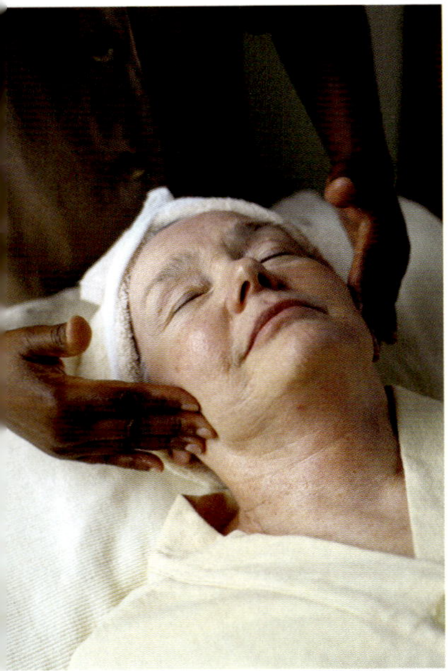

Die Pflanzen sind in getrockneter, pulverisierter Form in Ayurveda-Spezialgeschäften erhältlich. Um standardisierte Mischungen mit Ghees zu erzielen, werden meist die getrockneten, wasserfreien Produkte eingesetzt.

Bacopa monnier(i)a

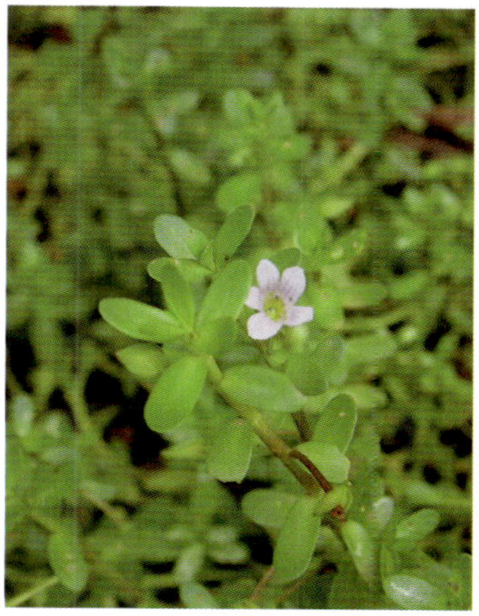

Sanskrit Brahmi
Deutsch Kleines Fettkraut

Vorkommen Sumpfgebiete Indiens.

Inhaltsstoffe (Verwendung findet die ganze Pflanze) Alkaloide.

Anwendung Nervöse Störungen, Epilepsie, Stress, Heiserkeit, Husten, Fieber, Geschwüre, Schwächezustände.

Wirkung Beruhigend (sedativ), krampflösend (antikonvulsiv), schmerzlindernd (analgetisch), bronchienerweiternd, fiebersenkend (antipyretisch), verdauungsfördernd, entzündungshemmend, entgiftend, herzstärkend.

Bemerkungen: Beobachtet werden bei Brahmi (in Anlehnung an den Hindu-Gott Brahma) Verbesserungen des Gedächtnisvermögens, eine Erhöhung der intellektuellen Leistungsfähigkeit.
Zur Behandlung von Heiserkeit werden Blätter in Ghee angebraten.

Asparagus racemosus

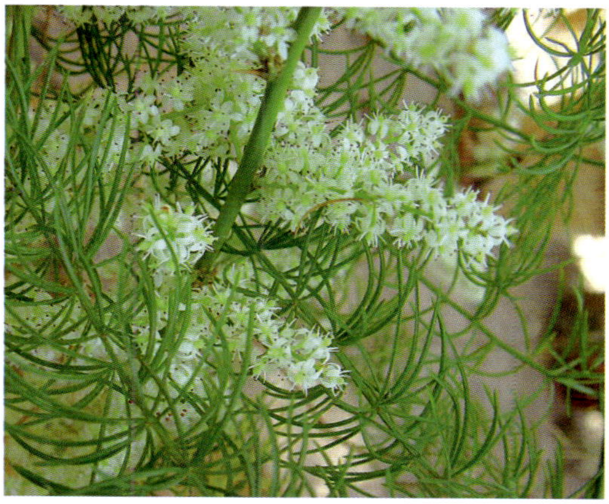

Sanskrit S(h)atavari
Asparagus (Familie der Spargelgewächse)

Vorkommen Indien bis 1300 m Seehöhe.

Inhaltsstoffe (verwendet werden Wurzeln und Blätter) Saponin, Shataverine.

Anwendung Impotenz, Kinderwunsch, Unfruchtbarkeit, Geschwüre, Gastritis, Magen-Darm-Geschwüre, geriatrische Schwäche, Bluthochdruck.

Wirkung Aphrodisierend, samenbildend, entzündungshemmend, appetitanregend, aufbauend, blutdrucksenkend (antihypertonisch).

Bemerkungen: Wird für innere Ölungen und Ausleitungen verwendet. Pittareduzierend. Shatavari (bedeutet „eine Frau mit hundert Männern") ist in der Ayurvedischen Medizin die bedeutendste Pflanze, die bei weiblicher Unfruchtbarkeit eingesetzt wird.

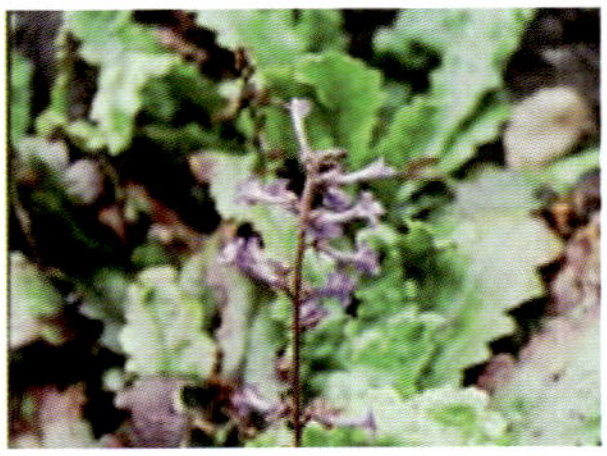

Picrorhiza kurroa

Sanskrit Katuka, Tikta
kein deutscher Begriff nachweisbar

Vorkommen Im Himalaya ab 3000 m Seehöhe.

Inhaltsstoffe Glykoside, Kutkosid, Picroside.

Anwendung Gelbsucht, Lebererkrankungen, Verstopfung, Diabetes, Bluthochdruck, Erkrankungen der oberen Atemwege, Fieber.

Wirkung Leberstoffwechselanregend, gallenblasenentleerunganregend (cholekinetisch), abführend, antidiabetisch, blutdrucksenkend, fiebersenkend.

Bemerkungen: Der Wirkmechanismus ist noch nicht vollkommen aufgeklärt, wird aber auf die Fähigkeit zurückgeführt, als Antioxidans und als Radikalfänger zu wirken.

Cinnamomum verum

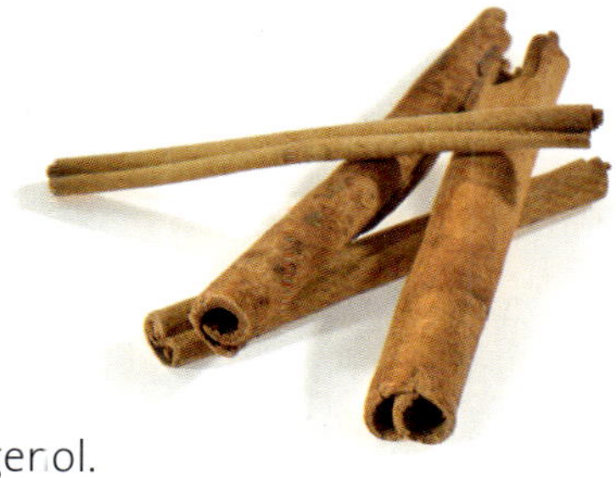

Sanskrit Darusita
Zimt

Vorkommen Sri Lanka, Südindien.

Inhaltsstoffe Zimtaldehyd, Zimtöl, Eugenol.

Anwendung Husten, Asthma, Übelkeit, Durchfall, Rheuma-, Kopf- und Zahnschmerzen, Verspannungen.

Wirkung Schleimlösend, antibakteriell, leberstoffwechselanregend, entzündungshemmend, schmerzlindernd, aphrodisierend.

Bemerkungen: Zur Bereitung des Auszugs werden die Zimtstangen in einem Mörser zerkleinert und pulverisiert. Eventuell einige Tropfen Wasser zusetzen, damit auch wasserlösliche Substanzen aus dem Zimt gelöst werden. Dabei ist aber dann darauf zu achten, dass durch den Wassergehalt die Haltbarkeit herabgesetzt sein kann. Beim Erhitzen des Zimtpulvers im Ghee bekommt dieses einen angenehmen Geruch nach Zimt.

Die leicht wärmende und krampflösende Wirkung von Zimt in Ghee wird an verspannten und verkrampften Körperstellen eingesetzt.

In manchen Gebieten werden mit Zimtauszügen in Ghee die Genitalien eingerieben, um die aphrodisierende Wirkung dieses Produkts zu nutzen.

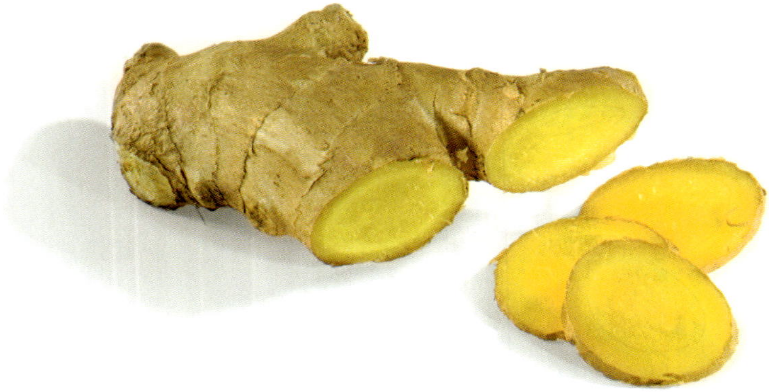

Zingiber officinale

Sanskrit Sunthi
Ingwer

Vorkommen Feuchte Gebiete Südindiens, Bengalen, Punjab.

Inhaltsstoffe Ätherische Öle, Terpene, Gingerol.

Anwendung Husten, Asthma, Übelkeit, Völlegefühl, Durchfall, Verdauungsstörungen, Rheumaschmerzen, Fieber, Verspannungen.

Wirkung Schleimlösend, schmerzlindernd, speichelflussanregend, krampflösend, gegen Durchfall (antidiarrhoisch) und gegen Brechreiz (antiemetisch), entzündungshemmend, fiebersenkend, antibakteriell, aphrodisierend, samenvermehrend.

Bemerkungen: Bei Rheumaschmerzen werden zur Bereitung des Auszugs Ingwer und Anis in Ghee angebraten.
Ingwer, in Ghee mit Milch und Zucker zu einem Sirup eingekocht, wird nach Zusatz von Gewürzen wie Fenchelsamen, Kreuzkümmel, Zimt, Kardamom und Pfeffer zur Herstellung einer Süßigkeit bis zum Erkalten gerührt. Ingwer ist heute praktisch in allen Supermärkten frisch erhältlich.

Aloe vera

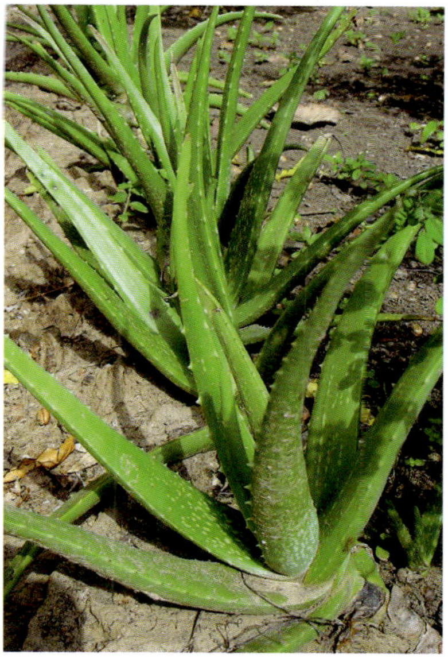

Sanskrit Kumari
Aloe

Vorkommen Westküste Indiens.

Inhaltsstoffe Aloin, Acemannan, Polysaccharide, Vitamine.

Anwendung Wunden, Geschwüre, Verbrennungen, Nervenschmerzen, Augenentzündungen, Husten, Verstopfung, Appetitlosigkeit, Milzschwellung, Regelbeschwerden.

Wirkung Schmerzlindernd (analgetisch), entzündungshemmend, wundheilend, fiebersenkend, abführend, leberstoffwechselanregend, menstruationsfördernd.

Bemerkungen: Der frische Saft von Aloe vera wird mit Mehl und Ghee zu Kugeln verarbeitet und bei Verstopfung eingenommen.
Aloe-vera-Saft kann man im Fachhandel und Naturkostläden, aber auch über das Internet kaufen.

Über viele tausend Jahre klinischer Erfahrung konnte Ayurveda das Wissen über das Mischen verschiedener als Heilmittel wirksamer Pflanzen erweitern und perfektionieren. Aus der ayurvedischen Perspektive ist es wesentlich zu wissen, dass jede Pflanze eine große Anzahl verschiedener Wirkungen aufweisen kann. Das hängt von der Wechselwirkung mit anderen beigemischten Substanzen ab. Aber selbstverständlich auch von der verabreichten Dosis und von der Zeit der Einnahme. Ebenso ist von Bedeutung, wie die Pflanze aufbereitet wurde und wie die Mischung mit dem Ghee erfolgte.
In diesem Buch kann nur ein kleiner Einblick in die Mischungen von Pflanzenbestandteilen in Ghee gegeben werden. So kommt es in ein-

zelnen Rezepturen mit oft über 20 verschiedenen Bestandteilen zur Anwendung. Frische und getrocknete Pflanzen, Blätter, Stämme, Blüten, Früchte, Fruchtrinde, Samen, Wurzelknollen etc. werden in verschiedenen Gewichtsmengen vermengt, unterschiedlich erwärmt und ergeben so eine ganz spezielle, geheimnisvolle Mischung, die dann eingenommen wird.

Es bedarf einer jahrelangen Ausbildung und Erfahrung, um die Wirkung der Pflanzen-Ghee-Mischungen richtig einschätzen zu können.

Da die Verwendung besonderer Pflanzenbestandteile im Ayurveda in Indien, aber nun auch in der westlichen Welt immer häufiger praktiziert wird, sind bei einigen Pflanzenarten schon Engpässe bei der Beschaffung beobachtet worden. Manche Pflanzen sind schon so gut wie ausgerottet, und man versucht nun in eigenen Gärten und Schutzgebieten die Pflanzen vor dem Aussterben zu bewahren, um diese für die Ayurveda-Medizin weiterhin zur Verfügung zu haben.

Bestärkt durch positive Resultate entstehen zur Zeit Kooperationen zwischen westlichen und indischen Arbeitsgruppen. Ziel ist es, die wirksamen Inhaltsstoffe der Pflanzen zu bestimmen sowie Qualitätskriterien für Ayurveda-Pflanzen zu entwickeln und dadurch die internationale wissenschaftliche Akzeptanz dieser Heilmittel zu erreichen.

Es empfiehlt sich, unbedingt vor Therapiebeginn Kontakt mit erfahrenem Fachpersonal aufzunehmen, da aufgrund der vielfältigen Wirkweise der beschriebenen Kräutermischungen Neben- sowie Wechselwirkungen auftreten können. Deshalb ist die individuelle Anpassung der Mischungen ein wesentlicher Bestandteil einer erfolgreichen Therapie!

Auch in den Alpen ist Ghee schon lange bekannt

Alpenländische Kräuter und Ghee

Gibt es Mischungen von Ghee und Kräutern auch im Alpenraum? Entspricht das Butterschmalz dem Ghee? Welche Pflanzen und Kräuter verwendet man zur Herstellung von Auszügen? Was sind Auszüge?

Ghee – im Alpenraum meistens als **Butterschmalz** bezeichnet – wird schon von alters her mit Kräutern vermischt für verschiedene Therapien verwendet. Dabei dient das Ghee als fetthaltige Trägersubstanz, in die ätherische Öle und Inhaltsstoffe der Pflanzen durch Erwärmen und Extrahieren eingebracht werden. Diese Mischungen werden auch als Auszüge bezeichnet.

Die Vorteile von Ghee sind die hautfreundliche Eigenschaft, die angenehme Geschmeidigkeit und das rasche Einziehen in die Haut. Zusätzlich zu erwähnen ist die lange Lagerfähigkeit ohne dabei ranzig zu werden.

Jahrhundertelang haben Menschen in den Alpenländern positive Erfahrung mit Kräuterauszügen in Ghee gesammelt, ohne allerdings etwas von Ayurveda zu wissen. Während in der Ayurveda-Medizin meist Mischungen mehrerer, verschiedener Pflanzenbestandteile in Ghee verwendet werden, kommen im alpinen Butterschmalz vorwiegend einzelne Pflanzen zur Anwendung.

In verschiedenen Gegenden wird aber auch Schweineschmalz als Trägersubstanz verwendet, das allerdings nicht so lange haltbar ist. Außerdem ist die Schweinehaltung nicht in allen Alpengebieten möglich.

Auch Hundefett bei Rheuma und Lungenleiden findet noch gelegentlich Anwendung. Einreibungen mit Dachsfett und Murmeltierfett wurden in mittelalterlichen Rezeptbüchern gegen Rheumatismus und Gelenkbeschwerden angeführt und werden in der Volksmedizin immer noch eingesetzt.

Gleich wie beim Ghee fehlen aber genaue chemische Analysen, um die Substanzen zu bestimmen, die für die medizinische Wirkung verantwortlich sind.

Kräuter und Pflanzenbestandteile, die häufig verwendet und dem Ghee beigemischt werden

Im Alpenraum werden vor allem Thymian, Holunderblüten, Salbei, Majoran, Ringelblumen, Johanniskraut, Arnika, Rosenblütenblätter, Lavendel und Ehrenpreis zu Mischungen mit Ghee verarbeitet.

Auszüge mit verschiedenen Kräutern

Ungefähr 150 g Ghee (Butterschmalz) werden durch vorsichtiges Erwärmen (auf ca. 50 °C) in einem Emailtopf geschmolzen. Zum goldgelben, öligen Ghee gibt man dann zwei Handvoll (ca. zwei bis fünf Gramm) trockene Kräuter und lässt das Gemisch eine halbe Stunde ziehen. Nach dem Abkühlen soll die Mischung einige Stunden ruhen. Den Vorgang wiederholt man zwei- bis dreimal. Eventuell kann man immer wieder frische Kräuter hinzufügen. Nach dem letzten Mal wird der Auszug durch ein Baumwolltuch filtriert und dieses gut ausgedrückt. Das noch flüssige Ghee wird in kleine Tiegel gefüllt und gut verschlossen im Kühlschrank aufbewahrt.

Thymian

Thymus vulgaris

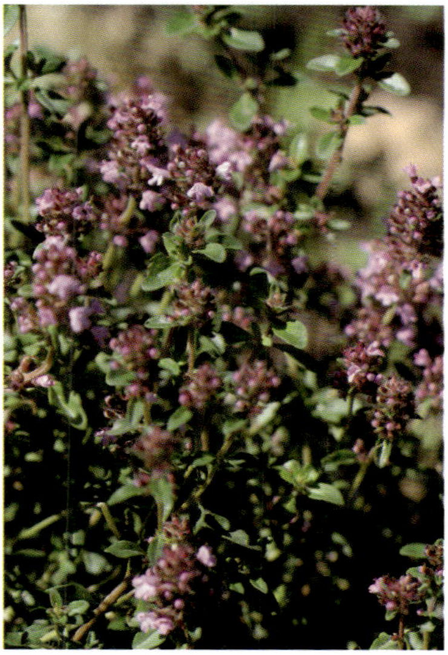

Vorkommen	An hellen und trockenen Standorten in Mittel-, Süd- und Osteuropa oder kultiviert in Gärten.
Inhaltsstoffe	Ätherische Öle (Thymol), Gerbstoffe.
Anwendung	Bei Bronchitis, Keuchhusten, Katarrhen der oberen Luftwege.
Wirkung	Lindert Hustenreiz, schleimlösend.

Bemerkungen: In der mediterranen Küche (Bestandteil der Gewürzmischung der Kräuter der Provence) wird Thymian vielfach verwendet und gibt vielen Speisen einen charakteristischen Geschmack. Er unterstützt die Verdauung fetter Speisen. Erst kürzlich konnten in der Magen- und Darm-Schleimhaut Rezeptoren für Aromastoffe des Thymian nachgewiesen werden. Der Kontakt mit diesen Stoffen setzt den Botenstoff Serotonin frei, wodurch Verdauungssäfte für eine bessere Verdauung ausgeschüttet werden.

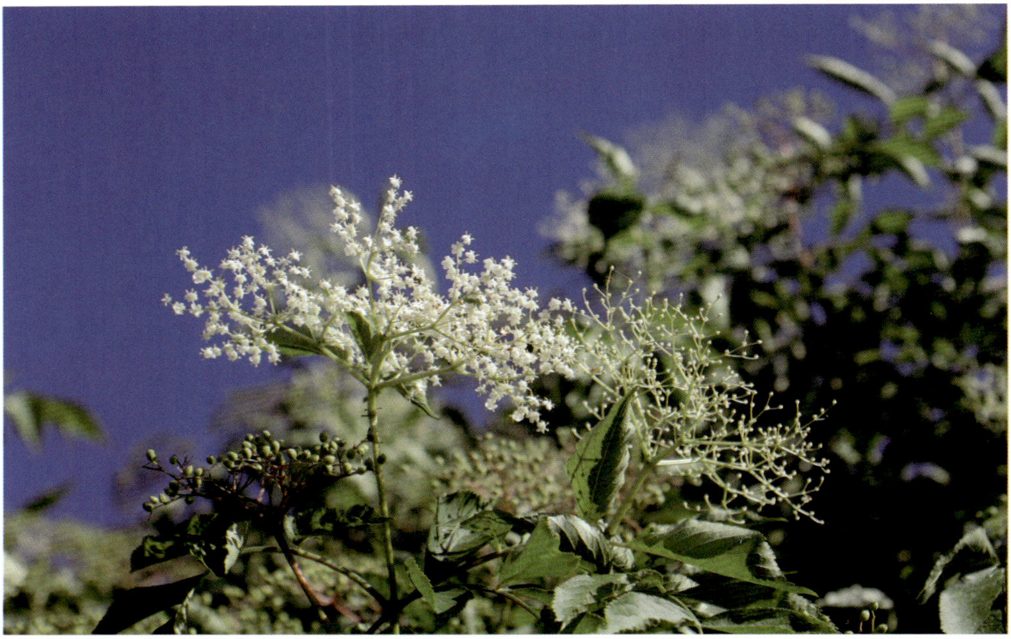

Holunderblüten

Sambucus niger

Vorkommen	Der Holunder (auch Holderbusch oder Holler) ist eine der häufigsten Straucharten in Mitteleuropa sowie in Kleinasien und in Nordafrika.
Inhaltsstoffe	Ätherische Öle, Flavonoide, Gerbstoffe.
Anwendung	Husten, Bronchitis, leichte Verbrennungen, Hautentzündung.
Wirkung	Beruhigend, schleimlösend, entzündungshemmend, schweißtreibend.

Bemerkungen: Durch die vielseitige Anwendung als Heilpflanze wurde Holunder bei alten Bauernhäusern kultiviert. Wegen seiner Heilkräfte entstand im Volksglauben der Spruch, dass man vor einem Hollerbusch den Hut ziehen müsse.

Salbei

Saliva officinalis

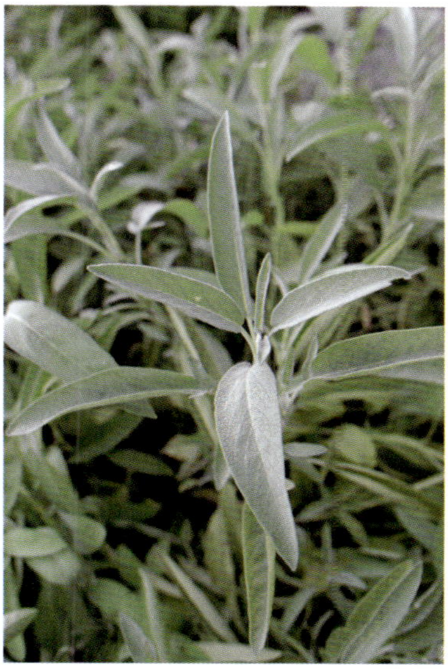

Vorkommen Diese Heil- und Gewürzpflanze stammt ursprünglich aus dem Mittelmeerraum, kommt aber inzwischen in ganz Europa vor.

Inhaltsstoffe Bitterstoff (Salvin), ätherische Öle (Thujon, Cineol), Gerbstoffe (Tannin).

Anwendung Geschwüre im Mundbereich, Zahnfleischprobleme, Halsbeschwerden, Krämpfe der Muskulatur.

Wirkung Antimikrobiell, hemmt Pilzwachstum, zusammenziehend (adstringierend).

Bemerkungen: Durch den Gehalt an Thujon ist das ätherische Öl bei Überdosierung giftig. Eine Einnahme in hoher Dosis über längere Zeit ist nicht empfehlenswert.

Majoran

Majorana hortensis

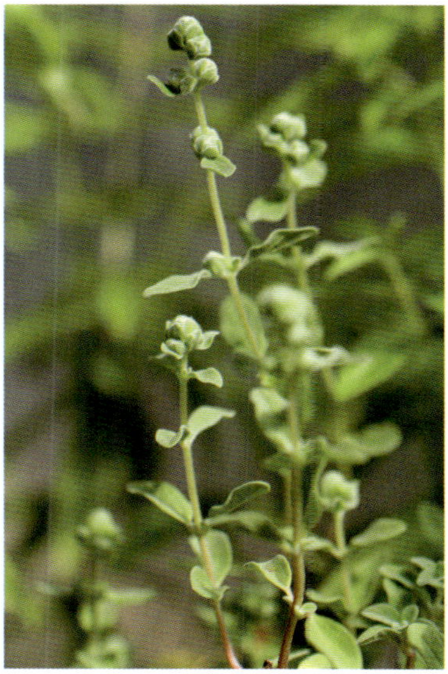

Vorkommen Ursprünglich aus Kleinasien, wird nun auch in Mittelmeerländern, Mittel- und Osteuropa angebaut.

Inhaltsstoffe Ätherische Öle, Flavono de, Gerbstoffe, Bitterstoffe.

Anwendung Gelenk- und Nervenschmerzen, Verrenkungen, Gicht- und Rheumaschmerzen, schlecht heilende Wunden, Erkältungskrankheiten,

Husten, Asthma, Blähungen, Schnupfen (auch bei Säuglingen).

Wirkung Antibakteriell, beruhigend, schleimlösend, entkrampfend.

Bemerkungen: Der Majoran wird vorwiegend als Küchengewürz verwendet. Hilft, schwere Speisen zu verdauen.

Ein Teelöffel der Auszüge von entweder Thymian, Holunderblüten, Salbei oder Majoran werden bei Verkühlungen, Halskratzen oder Entzündungen im Mund-Rachen-Raum in eine Tasse sehr warmen Tees gegeben, mit Milch verfeinert und mit Honig gesüßt. Dreimal am Tag sollte der Tee genossen werden.
Dieselben Kräuterauszüge von Thymian, Holunderblüten, Salbei oder Majoran in Ghee können auch für das Einreiben im Brust und Halsbereich verwendet werden. Dabei ist die beruhigende und schleimlösende Wirkung dieser Kräuter von Bedeutung.

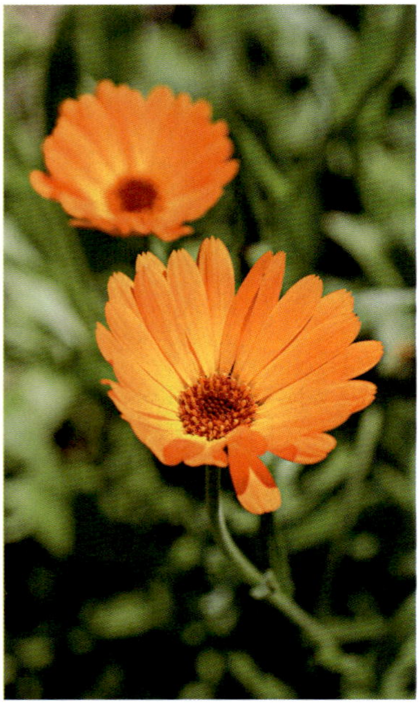

Ringelblume

Calendula officinalis

Vorkommen Ursprung vermutlich in den Mittelmeerländern. Heute machen die großen gelben bis dunkelorangen Blüten die Ringelblume zu einer beliebten Gartenpflanze in ganz Europa.

Inhaltsstoffe Ätherische Öle (Sesquiterpene, Cadinol), Flavonoide, Bitterstoffe, Saponin.

Anwendung Wunden (verhindert Entzündungen und Eitern offener Wunden), Prellungen, Furunkel, Ausschläge,

Wundheilungsstörungen, offene Beine, Hämorrhoiden, Gelenk-und Muskelschmerzen, pflegende Hautcremes, nach Sonnenbrand, leichte Brandwunden, gesprungene Lippen, unreine Haut.

Wirkung Wundheilend, antibakteriell, entzündungshemmend, pilztötend.

Bemerkungen: Die stark gelben Farbstoffe der Ringelblume können als Färbemittel von Butter, Käse und anderen Lebensmitteln verwendet werden.

Johanniskraut

Hypericum perforatum

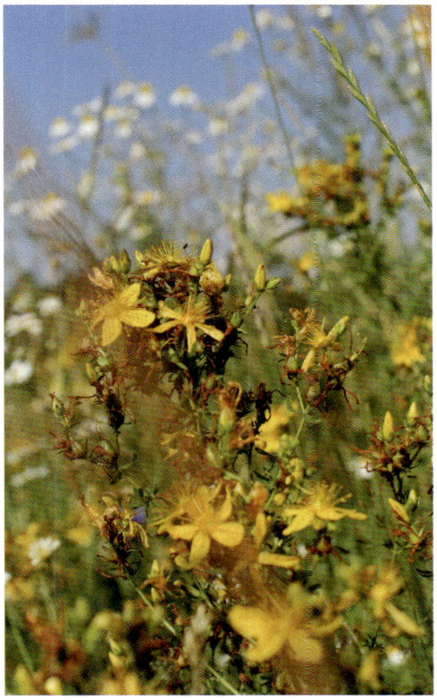

Vorkommen In Europa, Westasien und Nordafrika heimisch. Das echte Johanniskraut wird aufgrund der Verwendung als Heilpflanze landwirtschaftlich angebaut.

Inhaltsstoffe Hypericin, Hyperforin.

Anwendung Wundheilung, Verrenkungen, Verstauchungen, Muskelrisse, Blutergüsse, leichte Verbrennungen, trockene Haut, Hexenschuss, Linderung von Gicht- und Rheumaschmerzen, Antidepressivum.

Wirkung Antibakteriell, antiviral, entzündungshemmend, abschwellend, krampflösend, beruhigend.

Bemerkungen: Hypericin erhöht die Empfindlichkeit gegenüber UV-Licht (Photosensibilisierung).

Arnika

Arnica montana

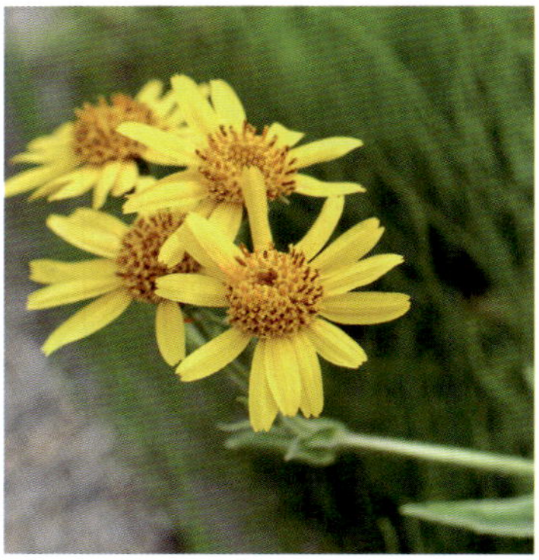

Vorkommen In den Alpenländern, am Balkan, den Pyrenäen und Nordeuropa bis in Höhen um 2700 m. Ursprünglich weit verbreitet, zählt Arnika heute zu den geschützten Pflanzen.

Inhaltsstoffe Helenalin, ätherische Öle, Flavonoide.

Anwendung Prellungen, Blutergüsse, Verstauchungen, Schwellungen, rheumatische Beschwerden, Entzündungen nach Insektenstichen.

Wirkung Entzündungshemmend, keimtötend, abschwellend.

Bemerkungen: Nicht innerlich anzuwenden, da Arnika das giftige Helenalin enthält! Arnika-Auszüge können aber für sanfte Massagen bei Muskelkater und stumpfen Verletzungen, bei Prellungen und bei Blutergüssen verwendet werden.

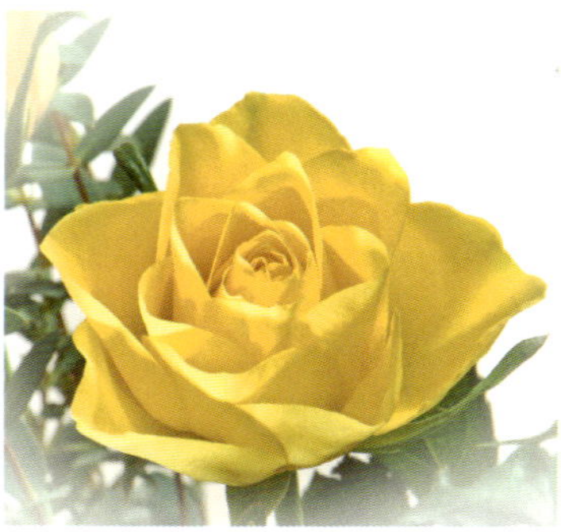

Rosenblütenblätter

Rosa

Vorkommen Ursprünglich aus Mittel- und Zentralasien werden hunderte Rosenarten heute weltweit kultiviert.

Inhaltsstoffe Ätherische Öle (Citronell, Geraniol, Linalool, Eugenol, Farnesol).

Anwendung Verspannungen, raue Haut, Hautrisse, Schürf- und Schnittwunden, Verbrennungen.

Wirkung Entspannend, beruhigend, antirheumatisch, entzündungshemmend.

Bemerkungen: Rosenöl wird nicht nur zu therapeutischen Zwecken eingesetzt, es ist auch Grundlage vieler Kosmetikprodukte und Parfüms.

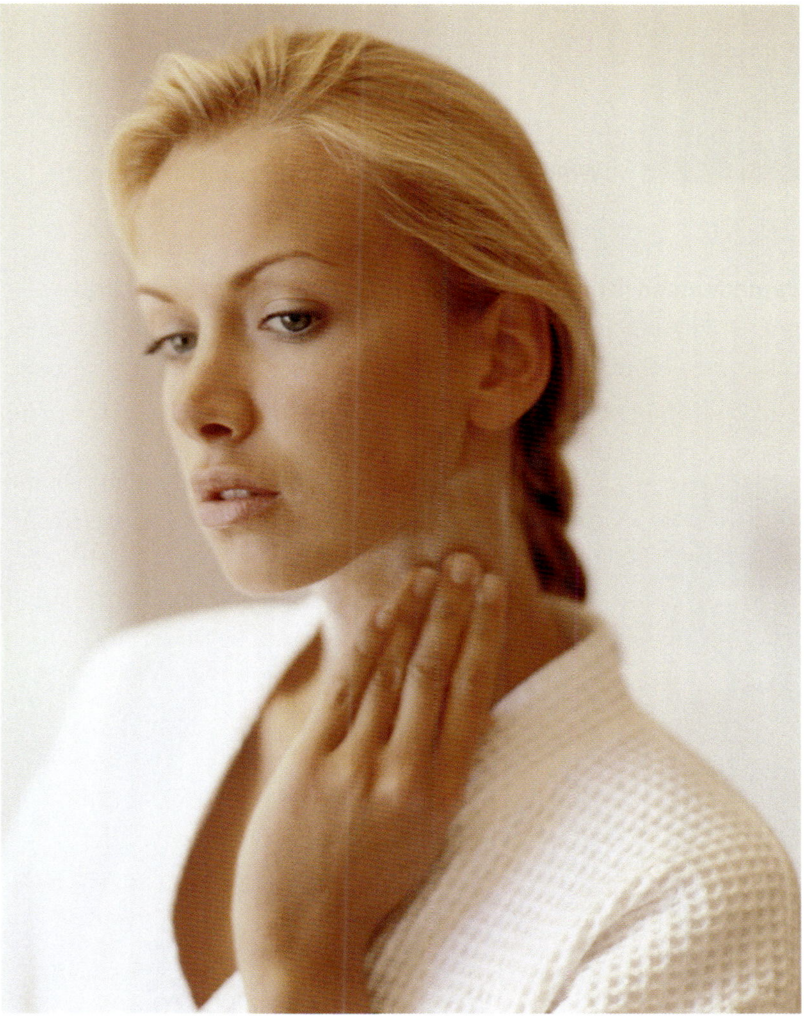

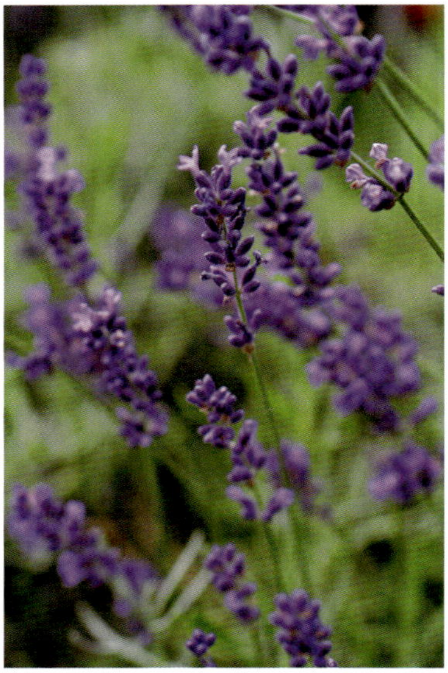

Lavendel

Lavendula angustifolia

Vorkommen	Eine charakteristische Pflanze der Provence (Frankreich).
Inhaltsstoffe	Ätherische Öle (Linalool, Linalylacetat, Cineol, Campher), Gerbstoffe, Bitterstoffe.
Anwendung	Lösen von Spannungen und Verkrampfungen, Linderung bei Akne, nervenberuhigend, bei Appetitlosigkeit, bei Einschlafstörungen.
Wirkung	Keimtötend, beruhigend, krampflösend.

Bemerkungen: Duftkissen, mit Lavendel gefüllt, üben eine beruhigende Wirkung aus. Diese können auch in Kleiderkästen als Mottenschutz verwendet werden.

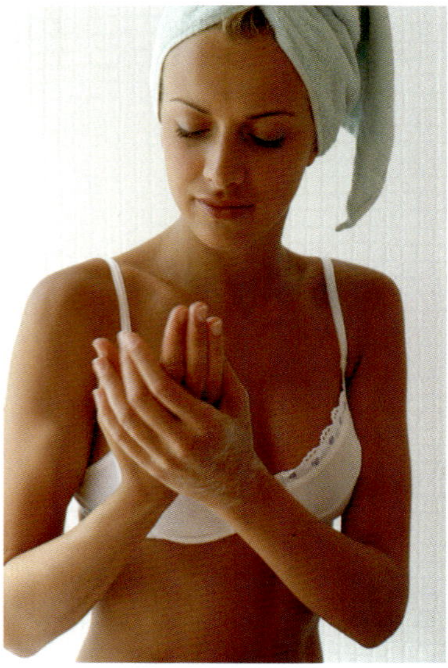

Auszüge von Rosen, Lavendel oder Ringelblumen mit Ghee kommen für wohltuende Massagen bei Verspannungen zur Anwendung.
Besonders bei rauer Haut und bei Rissen der Haut bringen diese Mischungen rasche Linderung.

Ehrenpreis

Veronica officinalis

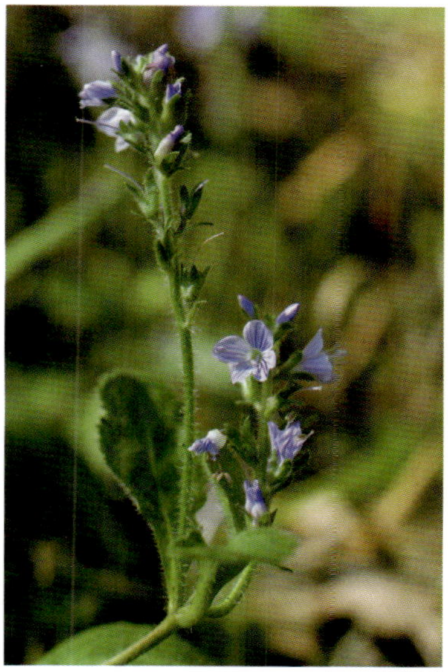

Vorkommen In Mitteleuropa kommen zahlreiche Vertreter dieser mit über 400 Vertretern sehr artenreichen Pflanze vor.

Inhaltsstoffe Bitter- und Gerbstoffe, Saponine, Aucubin.

Anwendung Juckende Hautprobleme, Rheuma- und Gichtschmerzen, Erkältung, Schnupfen, Husten, Bronchitis, Asthma, Halsentzündung, Nervenschwäche.

Wirkung Schleim- und krampflösend, blutreinigend, gedächtnisstärkend.

Bemerkungen: Der deutsche Gattungsname stammt von der Bedeutung der Pflanze (ihr sei „Ehr und Preis") in der Naturheilkunde.

Meinung einer Anwenderin

Frau Marianne J. berichtet: *Die Haut meiner Hände wies tiefe Risse und Blutungen auf und sie war mit verschiedensten Salben und Heilbehelfen nicht zu heilen. Schon nach wenigen Anwendungen des Lavendel-Auszugs mit Ghee konnte ich eine Besserung bemerken und im Haushalt wieder normal arbeiten.*

Bei allen Blüten und Pflanzen sollte darauf geachtet werden, dass diese aus biologischem Anbau stammen. Meist werden getrocknete Pflanzen verwendet, da die wasserfreien Produkte eine Standardisierung der Mischung mit dem Ghee ermöglichen.

Bei allen Produkten, die aus Pflanzenauszügen und Ghee hergestellt werden, ist zu beachten, dass Allergien und Nebenwirkungen mit anderen Substanzen eintreten können.

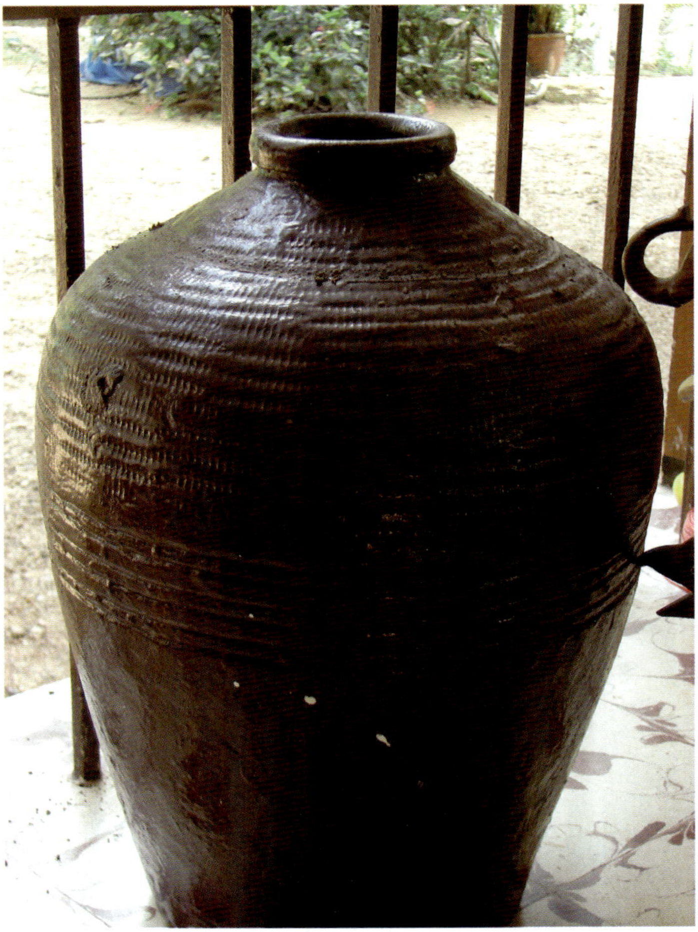

Ernährung und Ayurveda

Was sind die Grundsätze ayurvedischer Ernährung? Was bedeutet Konstitution und wie kann ich die Ernährung auf meinen Konstitutionstyp abstimmen? Die sechs Geschmacksrichtungen und ihr Einfluss auf die Doshas – was bedeutet ausgewogene Ernährung? Welche Rolle spielt Ghee in der Ernährung des Ayurveda? Was bedeutet Chronobiologie und wie kann ich sie mir zunutze machen?

Ernährungsprinzipien des Ayurveda

„Gesunde Nahrungsmittel und Getränke, deren Aussehen, Geruch, Geschmack und Konsistenz tadellos sind, werden von den Experten aufgrund eindeutiger Beobachtung in ihrer Wirkung als die Lebensessenz der belebten Wesen angesehen. Wenn sie auf beschriebene Weise eingenommen werden, so sind sie der Brennstoff für das innere Feuer (Agni), fördern die guten Qualitäten des Geistes, stärken den Körper und die Gewebebestandteile, verleihen Ausstrahlung und befriedigen die Sinne. Wenn man sich nicht gemäß der Regel ernährt, so entsteht Krankheit."

(Caraka-Samhita, Sutrasthana XXVII.3)

Die richtige und ausgewogene sowie individuell angepasste Ernährung ist aus ayurvedischer Sicht eine der wichtigsten Grundlagen für die Erhaltung der Gesundheit. Ein ganz besonderer Schwerpunkt lautet, gehaltvolle Nahrungsmittel zu konsumieren und vor allem beim Essen Stress zu vermeiden.

Einerseits sollen Verträglichkeiten und Unverträglichkeiten von Nahrungsmitteln, aber auch persönliche Vorlieben berücksichtigt werden. Der Mensch soll wieder ein natürliches Gefühl für die richtigen Speisen und die richtige Nahrungsmittelmenge entwickeln.

Denn nicht für jeden Menschen sind die gleichen Nahrungsmittel geeignet. Der Mensch soll mit all seinen Neigungen, Fähigkeiten und Anlagen als Individuum gesehen werden.

Generell gelten warme, lange gegarte Gerichte als leichter verdaulich als kalte oder rohe Mahlzeiten. Auch die ayurvedischen Gewürzmischungen unterstützen die Verdauung und den Stoffwechsel des Körpers. Aber auch hier gilt der Grundsatz der ausgewogenen und individuell abgestimmten Ernährung.

Einen zentralen Faktor unserer Verdauung stellt ‚Agni', das Verdauungsfeuer dar. Um Agni nicht in Ungleichgewicht zu bringen, empfiehlt es sich, auf Nahrungsmenge und Essabstand zu achten. Getränke sollten nicht eine Stunde vor und nach dem Essen konsumiert werden, um

Agni nicht zu löschen. Auch sollte die Nahrung saisonal und biotypologisch angepasst sein. Das heißt, dass es auch durch das Essen gilt, die drei Doshas im Gleichgewicht zu halten.
Jeder Mensch ist nach Konstitution (Krankheitstendenz) entweder ein Vata-, ein Pitta- oder ein Kapha-Typ, was auch die Nahrungsmittelauswahl beeinflussen sollte.

Ernährungsempfehlungen für die drei Dosha-Typen

Der Vata-Typ

Menschen vom Vata-Typ zeichnen sich durch wechselhafte Verdauungsfunktionen aus, was gelegentlich zu Blähungen, Koliken oder einer Übersäuerung des Magens führen kann. Sie sollten warme Speisen mit besonderem Schwerpunkt auf einem großen Frühstück bevorzugen. Da gegen Abend die Verdauungsaktivität deutlich abnimmt, sollten vor allem Vata-Typen gegen Abend keine Salate, Rohkost, große

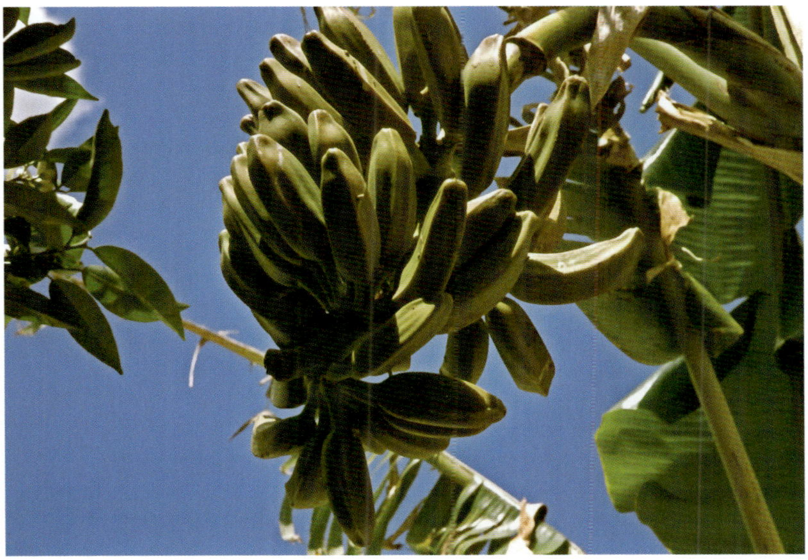

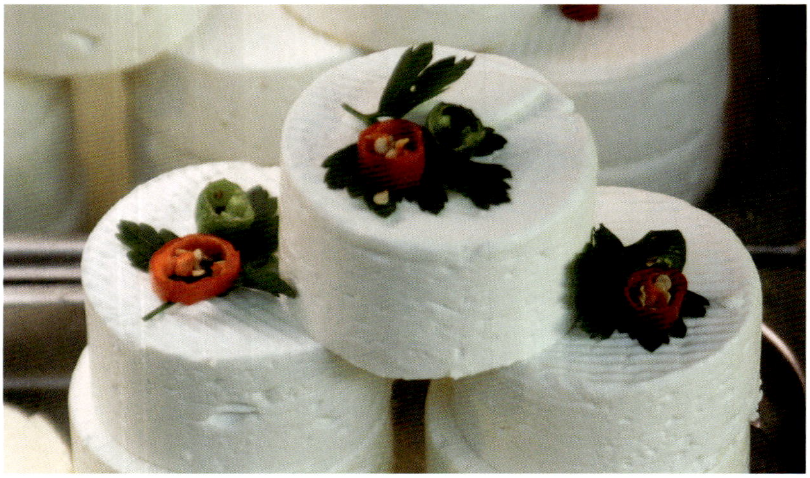

Mengen an Gemüse oder Ähnliches essen. Gärungsprozesse über Nacht belasten sonst den Organismus!
Oft hängt die Vata-Vermehrung mit einer unruhigen, stressigen Lebensweise, mit Leistungsdruck, Angst oder innerer Anspannung zusammen und lässt sich nur durch eine Veränderung dieser Gegebenheiten dauerhaft verbessern.

Zu empfehlen sind

- Ghee, Milch, Käse, Butter, Sahne, Joghurt,
- Öle, Fette,
- Reis, Weizen, Dinkel,
- Kartoffel, Tomaten, Karotten, Zuchini, Spinat, Bohnen, Kürbis,
- reife Früchte, Bananen, Mangos, Beeren, Äpfel, Birnen, Kiwis, Melonen,
- Nüsse (keine Erdnüsse!),
- Fleisch (Huhn, Lamm), Fisch, Eier,
- Tofu, Sojabohnen.

Zu meiden sind

- bitteres, scharfes und kaltes Essen,
- schwer verdauliche und vatavermehrende Nahrungsmittel (Hülsenfrüchte, Kohl, Paprika, Pilze...),
- unregelmäßige Mahlzeiten vermeiden!

Der Pitta-Typ

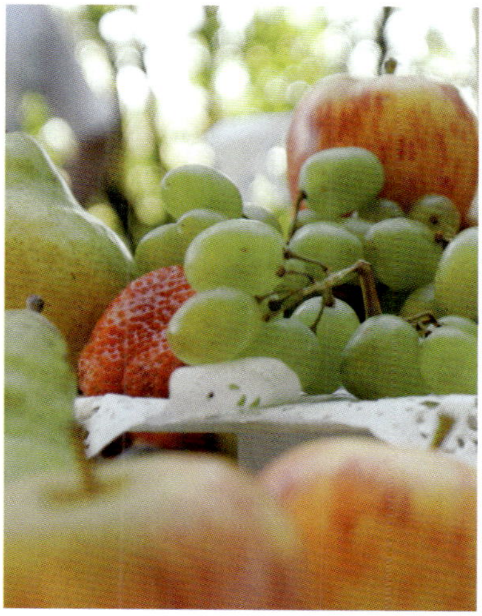

Menschen vom Pitta-Typ neigen zu stabilem Verdauungsfeuer, aber auch Maßlosigkeit, und sollten daher besonderes Augenmerk auf die Vermeidung zu großer und häufiger Mahlzeiten legen. Kaffee, Alkohol und Milchprodukte sind für Menschen vom Pitta-Typ nicht gut geeignet, auch scharfe Gewürze sollten sehr sparsam eingesetzt werden. Menschen mit Pitta-Schwerpunkt sind oft emotionaler Anspannung, Zorn oder Wut ausgesetzt. Um die öfters auftretenden Symptome wie Aufstoßen, Sodbrennen oder Kopfschmerzen zu vermeiden, bieten sich pittaausgleichende Ernährung sowie viel körperliche Bewegung an. Auch regelmäßige Rohkost- oder Obsttage reduzieren die Pitta-Symptomatik.

Zu empfehlen sind

- Olivenöl, Sonnenblumenöl,
- Buttermilch,
- Gurken, Spargel, Zucchini, Kürbis, Brokkoli, grünes Blattgemüse (Mangold, Kopfsalat, Wirsing),
- Bananen, Mangos, Birnen, Trauben, Feigen, Ananas, Orangen, Kiwis, Äpfel,
- Sojaprodukte, Erbsen (keine Linsen),
- Sonnenblumenkerne, Kürbiskerne,
- milde Gewürze: Gartenkräuter, Koriander, Kardamom, Fenchel, Safran, Hibiskus, Brennnessel, Lavendel,
- Fleisch (Huhn, Wild), Eier.

Zu meiden sind

- heiße, scharfe, salzige Speisen und Getränke,
- saure Früchte,
- unregelmäßige Mahlzeiten,
- Kaffee, Alkohol, Essig,
- Fleisch, Milchprodukte.

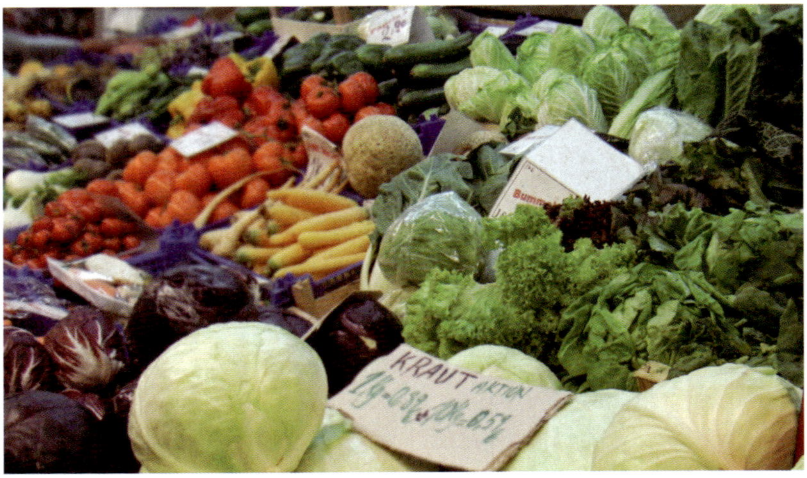

Der Kapha-Typ

Wenn von der Konstitution her Kapha vorherrscht, sind Stoffwechsel und Verdauung eher träge, was sich oft in Völlegefühl und Magenschmerzen nach den Mahlzeiten äußert. Betroffene Menschen sind oft auch müde und antriebslos.

Auslöser für eine Kapha-Störung können zum Beispiel vermehrter Schlaf, Bewegungsmangel oder zu große Mahlzeiten sein.

Um die Kapha-Dominanz auszugleichen, empfehlen sich scharfe, leichte, bittere und heiße Nahrungsmittel, die verdauungsanregend wirken. In Kombination mit einem körperlichen Bewegungsprogramm kann so die erwünschte Entschlackung erzielt werden.

Zu empfehlen sind

- Scharfe, bittere Gewürze,
- Gemüse (Spinat, Endivien, Salate), frisch gepresste Gemüsesäfte,
- Suppen mit herben Kräutern,
- ausreichend Flüssigkeit.

Zu meiden sind

- Gebratene, schwere oder süße Speisen,
- tierische Eiweiße, Käse,
- sehr salzige Speisen.

Tipps für gesundes Essen

Nehmen Sie sich Zeit fürs Essen und bereiten Sie die Speisen mit Liebe und Sorgfalt zu!
Schaffen Sie eine ruhige Umgebung – vermeiden Sie Ablenkungen wie lesen, fernsehen und telefonieren während des Essens!
Kauen Sie bewusst und gründlich – das unterstützt die natürlichen Verdauungsvorgänge und macht das Essen bekömmlicher!
Essen Sie abwechslungsreich!
Genuss mit Maß – verzichten Sie nicht auf Fett, jedoch genießen Sie es in Maßen. Ein moderater Fettanteil ist für die Zellen des Körpers essentiell! Verwenden Sie bevorzugt Ghee – Ghee ist sehr bekömmlich und eignet sich hervorragend als Trägersubstanz für Kräuter.
Versuchen Sie die Nahrungsmittel so oft wie möglich frisch zuzubereiten!
Bringen Sie Regelmäßigkeit in die täglichen Mahlzeiten – versuchen Sie dreimal täglich zur jeweils gleichen Zeit zu essen.
Nehmen Sie sich auch nach jeder Mahlzeit ein wenig Zeit für körperliche Regeneration!

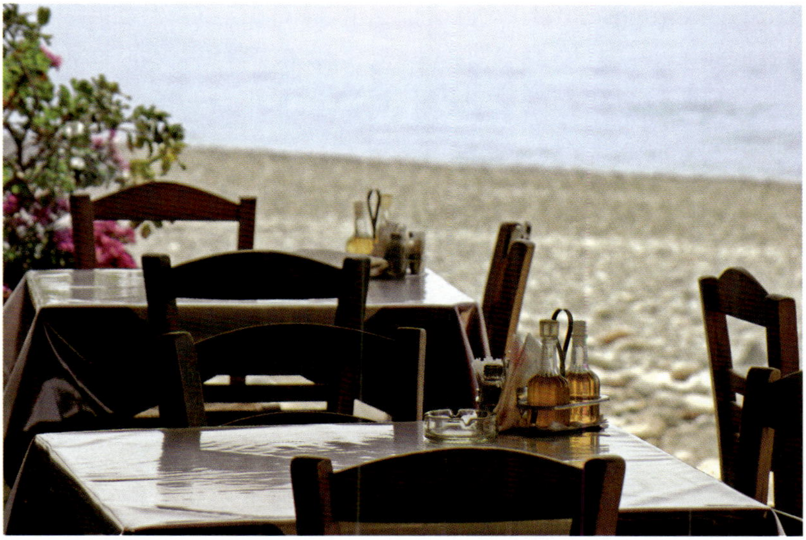

Ausgewogene Ernährung – die sechs ayurvedischen Geschmacksrichtungen

‚Allein durch gute Nahrung gedeiht der Mensch; schlechte Ernährung hingegen ruft Krankheit hervor.'

(Caraka-Samhita, Sutrasthana XXV.31)

Ausgewogene Ernährung beinhaltet idealerweise sechs Geschmacksrichtungen in folgender Reihenfolge: süß, sauer, salzig, scharf, bitter, herb. Dies entspricht dem Vorgang der optimalen Verdauung.
Auch durch die Auswahl einzelner Geschmacksrichtungen lassen sich Konstitution und Doshas beeinflussen.

Süße Nahrungsmittel (Getreide, Kartoffel, Fleisch, Öle) vermehren Kapha und reduzieren Vata und Pitta. Sie nähren den Körper.

Saure Nahrungsmittel (Essig, Zitrusfrüchte, Joghurt, Tomaten) erhöhen Pitta und Kapha und verringern Vata. Diese Nahrungsmittelkategorie wird bei therapeutischen Ausleitungsverfahren gemieden.

Salzige Nahrungsmittel (in der ayurvedischen Küche wird Steinsalz bevorzugt) regen Kapha und Pitta an und vermindern Vata. Sie wirken verdauungsfördernd und unterstützen die Speicherung von Flüssigkeit im Körper.

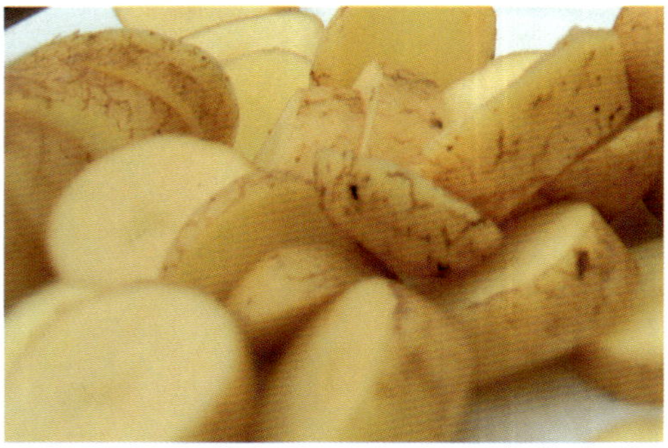

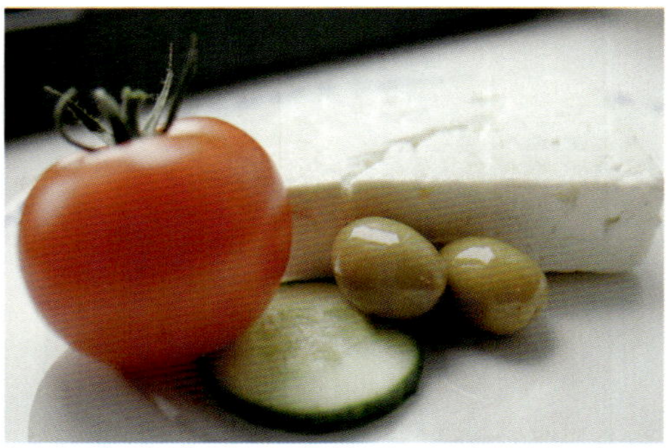

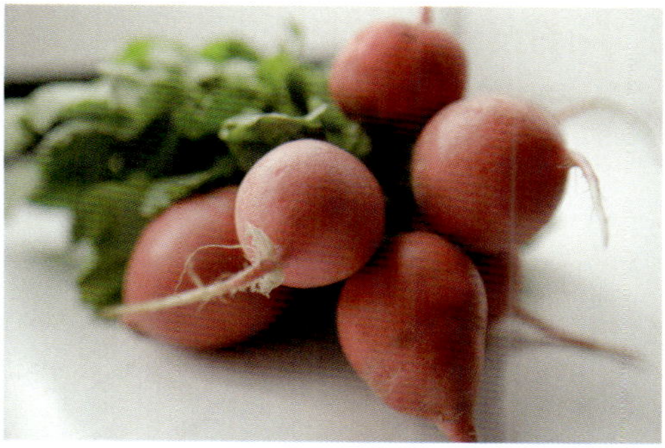
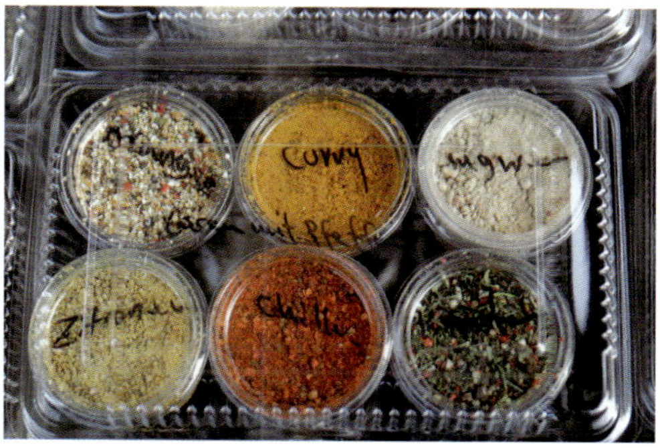

Scharfe Nahrungsmittel (Gewürze wie Ingwer oder Pfeffer, aber auch Gemüse wie Rettich, Radieschen) vermehren Vata und Pitta und reduzieren Kapha.

Bittere Nahrungsmittel (Spinat, Kohl, bittere Gewürze) vermindern Kapha und Pitta, regen Vata stark an.

Herbe Nahrungsmittel (Kräuter und Gewürze mit herber Geschmackskomponente) erhöhen Vata und dämpfen Pitta und Kapha.

Diese sechs Geschmacksrichtungen beeinflussen nicht nur die Verdauungs- und Stoffwechselprozesse im Körper, sondern wirken direkt auf das physische und psychische Wohlbefinden.

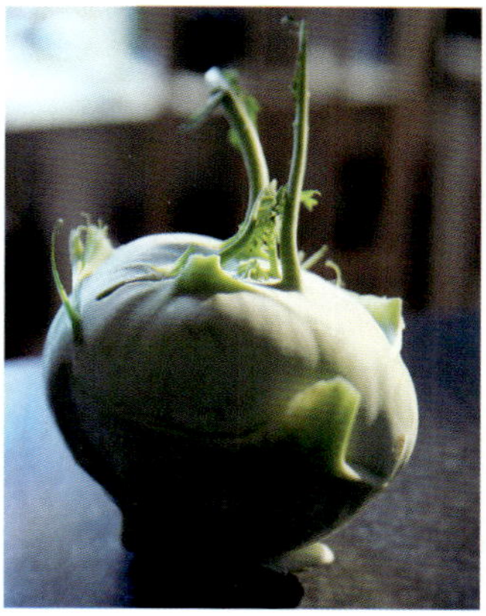
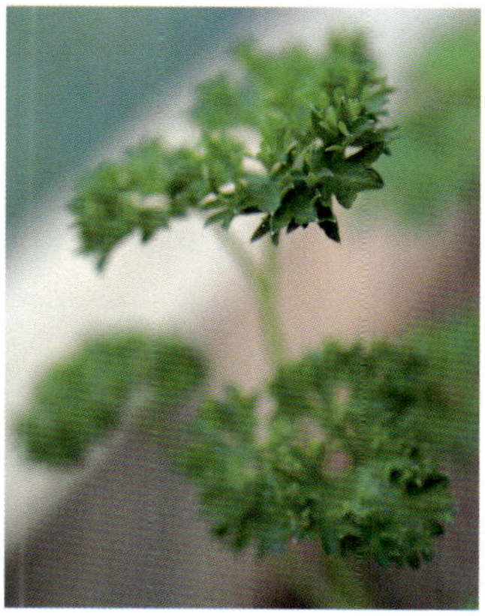
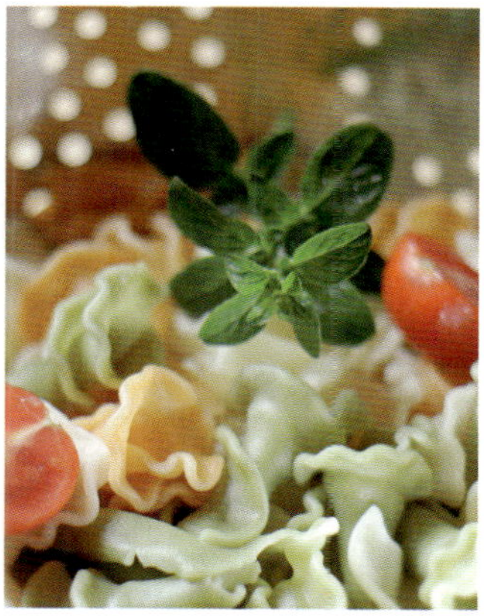

Tagesrhythmen, Jahreszeiten, Lebensphasen: Chronobiologie

Die Chronobiologie ist die Wissenschaft vom zeitlichen Ablauf und Rhythmus der Körperfunktionen. Der menschliche Organismus ist im Rahmen von Tagesrhythmen, Jahreszeiten aber auch Lebensphasen einer Regelmäßigkeit unterworfen.
Dieser Rhythmus betrifft sowohl hormonelle Vorgänge im Körper, über den Tag verteilte Schlaf-Wach-Rhythmen, Zeiten mit Hungergefühl sowie Abläufe der Zellerneuerung. Das Leben unterliegt einem ständigen Wechsel aus Stärke und Schwäche. Sie dienen als Grundlage für die alten indischen Beobachtungen der Rhythmik mit den drei Doshas Vata, Pitta und Kapha.
Im Ayurveda ist man der Ansicht, dass die periodischen Veränderungen der Natur den Rhythmen von Körper und Geist entsprechen. Dieser Gedanke wird auch in jede ayurvedische Diagnostik sowie Therapie miteinbezogen.

Tagesrhythmen

Im Tagesverlauf wechseln die Einflüsse der verschiedenen Doshas. Jedes Dosha erreicht zweimal am Tag einen Höhepunkt.
Vata 02.00 – 06.00 und 14.00 – 18.00 Uhr.
Pitta 10.00 – 14.00 und 22.00 – 02.00 Uhr.
Kapha 06.00 – 10.00 und 18.00 – 22.00 Uhr.
Angelehnt an diese Phasen empfiehlt sich ein streng geregelter Tagesablauf, um alle Stärken und Schwächen für sich nutzbar zu machen.
Es empfiehlt sich das Aufstehen vor Sonnenaufgang, also in der ersten Vata-Phase, da zu diesem Zeitpunkt die Ausscheidungsorgane besonders angeregt sind. In der anschließenden Kapha-Phase wird Energie für den Tag aufgebaut. In der Pitta-Phase zwischen 10.00 und 14.00 erreichen viele Menschen ihren Leistungshöhepunkt. Agni, das Verdauungsfeuer, ist gegen Mittag am größten, weshalb die Einnahme der Hauptmahlzeit zu diesem Zeitpunkt erfolgen sollte. In der Nach-

mittagsphase steigt dann, nach abgeschlossener Verdauung, die Leistungsfähigkeit erneut an. Die abendliche Kapha-Phase eignet sich für ein kleines Nachtmahl sowie für Ruhe und Entspannung und anschließende Bettruhe.

Auch die Verdauung selbst kann nach den drei Doshas unterteilt werden. Solch ein Verdauungsablauf dauert etwa drei Stunden.
Die erste Phase entspricht Kapha – sie ist dominiert von einem Schwere- und Müdigkeitsgefühl. Dann folgt eine Pitta-Phase – der eigentliche Verdauungsprozess. Die anschließende Vata-Phase ist dominiert von einem leichten Hungergefühl.

Jahreszeiten

Die Jahreszeitenroutine (‚ritucharya') bietet eine Möglichkeit, durch präventives Ausgleichen des jeweilig vorherrschenden Doshas ein Gleichgewicht im Körper hervorzurufen. Sie ist somit Hilfestellung, mit dem Wechselspiel der Natur in Harmonie zu leben.
Jeder unserer vier Jahreszeiten ist auch ein Dosha zugeordnet. Die Doshas können – natürlichen Schwankungen unterworfen – auch überlappend auftreten.

Frühling – Neubeginn der Natur – Kapha
Sommer – Pracht und Fülle – Pitta
Herbst und Winter – Trockenheit und Wind – Vata

Lebensphasen

Auch die Lebensphasen könne den Doshas zugeordnet werden:

Kindheit – Aufbau- und Lernphase – Kapha
Erwachsenenalter – Periode des Planens und Schaffens – Pitta
Alter – Phase der hohen Lebensweisheit – Vata

Die reinigende Ernährung der Panchakarma-Küche

Um eine Panchakarma-Therapie zu unterstützen und zu ergänzen, bedarf es einer leicht verdaulichen und schonenden Heilkost. Diese unterscheidet sich von der ayurvedischen Kost durch die Reduktion von sauren und scharfen Anteilen.

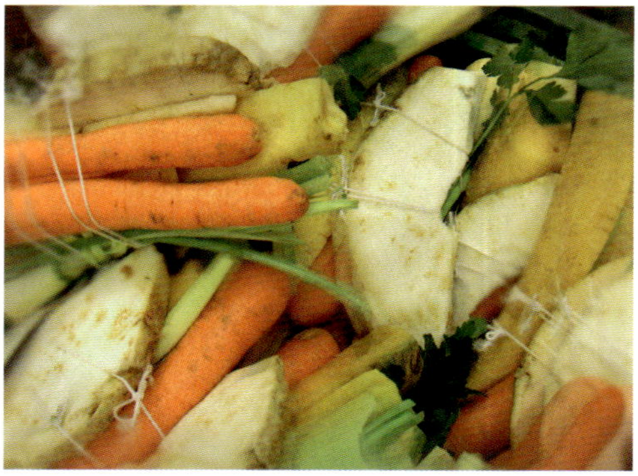

Ziel dieser Ernährung ist Entsäuerung und Gewebsentschlackung. Natürlich gilt es auch hier, eine individuelle Abstimmung zu berücksichtigen.

Generelle Ernährungsrichtlinien der Panchakarma-Küche:

Zu bevorzugen

Ghee, süße, warme Speisen.
Getreide, Reis, Weizen, Gerste, Dinkel.
Gewürze: Ingwer, Koriander, Kardamom, Safran.
Suppen, Eintöpfe, frisch zubereitete Gemüsegerichte (Karotten, Sellerie, Kartoffel, Zucchini, Spargel, Fenchel).

Zu meiden

Scharfe, erhitzte, saure Speisen.
Früchte, tierische Eiweiße, Eier, schwere Gemüse. (Kohl, Zwiebel).
Blattsalate, Blattgemüse.

Mary Mathews Rezepte

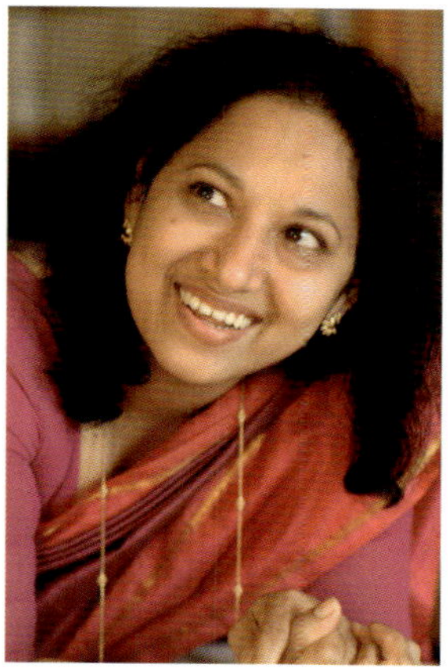

Geboren und aufgewachsen in Kerala, Indien. Universitätsstudium der englischen Literatur und Geschichte in Indien. Ausgebildete ayurvedische Therapeutin und als solche an der Ayurveda-Klinik Klagenfurt tätig. Verheiratet und Mutter dreier Kinder. Erlernte die Ayurveda-Kochkunst von ihrer Verwandtschaft und wendet diese täglich für ihre Familie und die Kurgäste der Ayurveda-Klinik an.

Reis-Mung-Dal-Suppe
vegetarisch

Für 4 Personen. Zubereitung: 40 Minuten.

Zutaten
100 g Basmati-Reis
100 g Mung Dal (Bohnen)
1 TL klein geschnittener Ingwer
1 TL Mutterkümmel
1 TL Ghee
1 l Wasser
1 Stängel Curryblätter
1 Suppenwürfel

Zubereitung

Den geschnittenen Ingwer, die Curryblätter, Mutterkümmel und Dal in kochendes Wasser geben.
Sobald der Dal halbweich gekocht ist, den Reis dazugeben.
Dann auf kleiner Flamme so lange weiter köcheln lassen, bis auch der Reis weich gekocht ist.
Nun Suppenwürfel dazugeben.
Zum Schluss einen TL Ghee hinzufügen (ab diesem Zeitpunkt nicht mehr kochen lassen) und warm servieren.

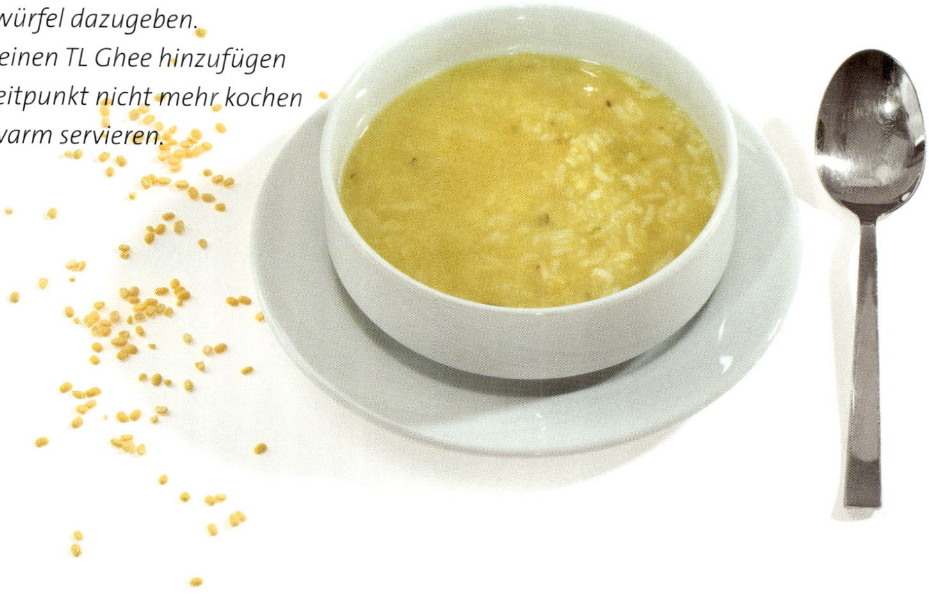

Gemüsebällchen
vegetarisch

Für 4 Personen. Zubereitung: 30 Minuten.

Zutaten
450 g Kartoffeln
2–3 Karotten
100 g Erbsen
1 Zwiebel
1 Zitrone
1 EL Ingwer, frisch gerieben
1 kleine grüne Chilischote
1 EL Mehl
1 Ei
4 EL Semmelbrösel
2–3 EL Ghee
1 TL Salz

Zubereitung

Kartoffeln kochen, abschälen und pürieren.
Karotten würfelig schneiden.
Klein geschnittene Zwiebel, Ingwer und Chili goldbraun in Ghee anbraten.
Die Karotten und Erbsen dazugeben und kurz mitbraten.
Mit Salz und der Zitrone würzen und garen lassen.
Zum Schluss die pürierten Kartoffeln dazumischen und kleine Bällchen formen.
Die Bällchen zuerst im Mehl wälzen, dann in Ei tunken, danach in Semmelbrösel wälzen und anschließend im Ghee herausbraten.

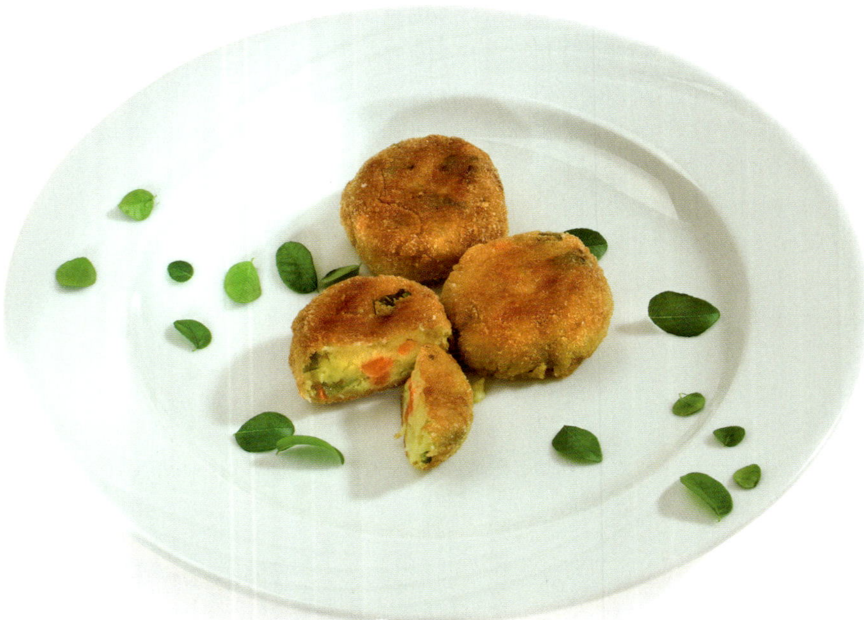

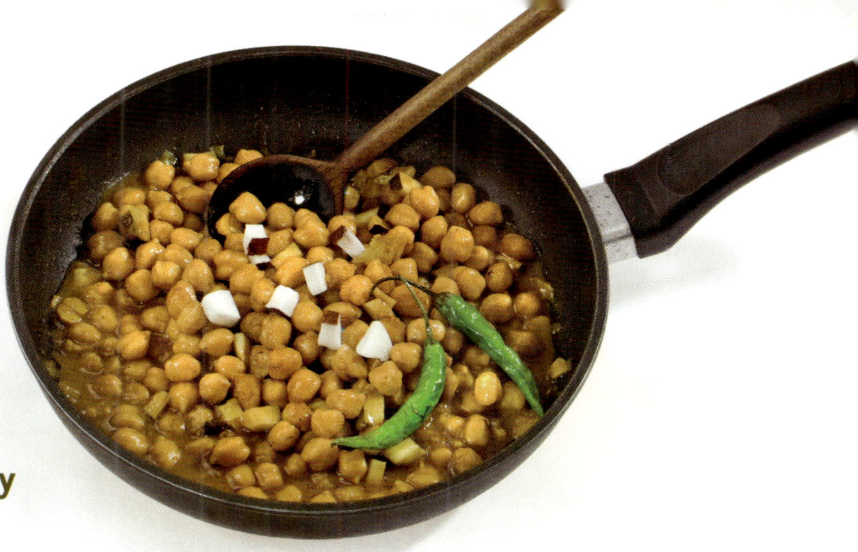

Kichererbsencurry
vegetarisch

Für 4 Personen. Zubereitung: 30 Minuten.

Zubereitung

Die Kichererbsen 12 Stunden in Wasser einweichen.
Die Kichererbsen gut waschen und in einem Topf mit ca. 600 ml Wasser zum Kochen bringen.
Ingwer und Kokosstücke in Würfel schneiden, dazugeben und alles zusammen eine Dreiviertelstunde kochen, bis die Kichererbsen weich sind.
In einer Pfanne das Ghee erhitzen, klein geschnittene Zwiebeln, eine Prise Curcuma, ein EL Garam-Masala und ein TL Meat-Masala dazugeben, verrühren und kurz anbraten.
Nun die gekochten Kichererbsen dazugeben und verrühren.
Mit zugedecktem Deckel noch leicht köcheln lassen (bis das Wasser verkocht ist).

Zutaten

- 250 g Kichererbsen
- Einen Stängel Curry-Blätter (oder 2 Lorbeerblätter)
- 1 mittelgroße Zwiebel
- 25 g Ingwerwurzel, frisch und klein geschnitten
- 25 g Kokosstücke
- 1 EL Garam-Masala
- 1 TL Meat-Masala
- 1 Prise Curcuma
- 50 ml Ghee
- Salz

Zutaten von Garam-Masala: Koriander, schwarzer Pfeffer, Kreuzkümmel, Fenchel, Kardamom, Lorbeerblätter, Nelkenblätter, Ingwer, Muskatnuss und Zimt.

Zutaten von Meat-Masala: Koriander, rote Chillischote, schwarzer Pfeffer, Bengal gram, Fenchel, Zimt, Curcuma, Nelken, Salz.

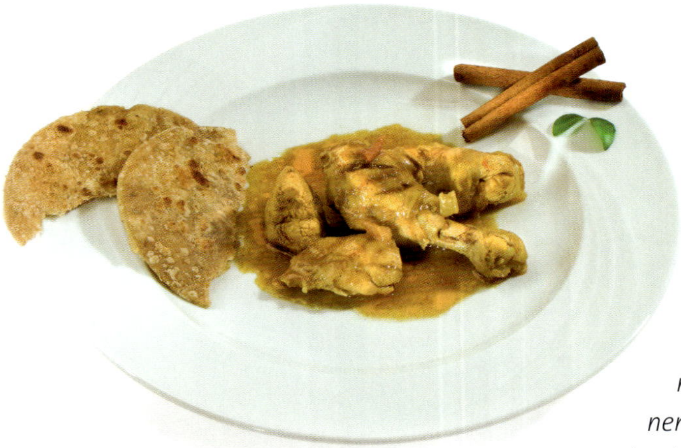

Gebratenes Huhn
nicht vegetarisch

Für 4 Personen.
Zubereitung: 50 Minuten.

Zubereitung

Das küchenfertige Huhn in portionierte Stücke schneiden, die Haut entfernen, gut abwaschen und abtrocknen.
Hühnchenteile mit klein geschnittenem Ingwer, Essig und Salz vermischen und 20 Minuten bei mittlerer Hitze garen.
Wenn das Fleisch gar ist, vom Herd nehmen.
Nun Chili-Pulver, Koriander-Pulver, klein geschnittenen Ingwer und die gepressten Knoblauchzehen zum Fleisch dazugeben und zu einer Paste verrühren.
Ghee in einer anderen Pfanne erhitzen, Zwiebeln dazugeben und goldbraun rösten. Danach Curcuma hinzufügen, ein wenig vermischen und diese Masse schließlich wieder aus der Pfanne herausnehmen.
In das restliche Ghee die geschnittenen Tomaten und die in Streifen geschnittene Pfefferoni geben und so lange verrühren, bis die Tomaten weich sind. Nun auch diese Masse aus der Pfanne nehmen.
Die erste Paste (Chili-Pulver, Koriander-Pulver) wieder in die Pfanne geben.
Salz und Zucker in Essig lösen und dazugeben. Nun auch die zweite Masse (Zwiebel, Tomaten) sowie das Huhn dazugeben, verrühren und noch ein wenig köcheln lassen.

Zutaten
1 kg Huhn
2 TL Ingwer
1 EL Essig
½ TL Salz

1 ½ EL Chili-Pulver
1 TL Koriander-Pulver
1 TL Ingwer, klein geschnitten
2 Knoblauchzehen

½ Tasse Ghee
1 Tasse geschnittene Zwiebeln
¼ TL Curcuma
4 Tomaten, geviertelt
1 Pfefferoni
1 EL Essig
½ TL Zucker
½ TL Salz

Mungbohnen-Curry
vegetarisch

Für 4 Personen. Zubereitung: 90 Minuten
(mit Einweichzeit der Mungbohnen).

Zubereitung

Die Mungbohnen gut waschen und dann mit klein geschnittenem Ingwer, klein geschnittenem Knoblauch und in 250 ml Wasser ca. 30 Minuten weich kochen.
Mangold blättrig schneiden.
Ghee erhitzen und die klein geschnittenen Zwiebeln darin goldbraun anrösten.
Nun die gekochten Mungbohnen und den Mangold dazugeben.
Kokosraspel, Meat-Masala und Curcuma hinzufügen.
Mit Salz abschmecken und gut vermischen.
Bei niedriger Hitze noch 10 bis 15 Minuten dünsten lassen.

Zutaten
250 g Mungbohnen (1 Stunde im kalten Wasser einweichen)
25 g Ingwer
1 Stängel Curryblätter
250 ml Wasser
1 TL Salz
1 Zwiebel
Einige Blätter Mangold
50 g Kokosraspel
2 Knoblauchzehen
1 EL Meat-Masala
½ TL Curcuma
2 EL Ghee

Zutaten von Meat-Masala: Koriander, rote Chillischote, schwarzer Pfeffer, Bengal gram, Fenchel, Zimt, Curcuma, Nelken, Salz.

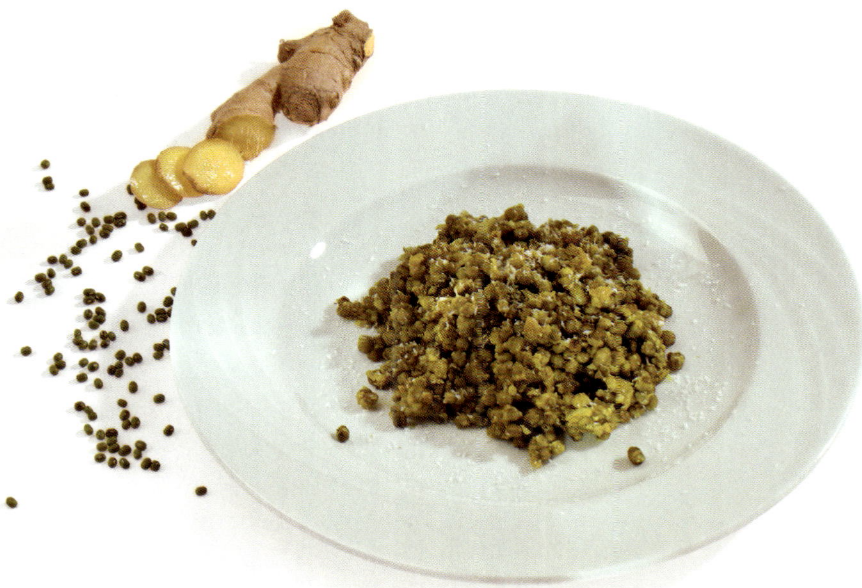

Gebratener Reis – Fried Rice
vegetarisch

Für 4 Personen. Zubereitung: 30 Minuten.

Zutaten
1 Tasse Basmati-Reis
2 Tassen Wasser
¼ Tasse Erbsen
¼ Tasse klein geschnittene Karotten
¼ Tasse klein geschnittene Fisolen (grüne Bohnen)
¼ Tasse klein geschnittenes Kraut
¼ Tasse Ghee
2 Chilischoten
2 TL Knoblauchpaste (mit Mörser oder Knoblauchpresse gepresst)
2 TL Ingwerpaste (mit Mörser oder Knoblauchpresse gepresst)
1 Stängel Curryblätter
¼ klein geschnittene Zwiebeln
1 EL Rosinen
1 EL Cashew-Kerne
2 EL Öl
Salz zum Abschmecken

Zubereitung

Basmati-Reis waschen und fünf Minuten im Wasser einweichen, danach gut abtropfen lassen.

Inzwischen das Gemüse in leicht kochendes Wasser geben und kurze Zeit bissfest kochen, aus dem Wasser nehmen und abtropfen lassen.

In einer Pfanne Ghee (die Hälfte von der ¼ Tasse) erhitzen und das getrocknete Gemüse anbraten.

In einem Topf den Reis mit dem restlichen Ghee für ca. fünf Minuten anbraten.

Dann zwei Tassen Wasser dazugießen und bei geschlossenem Deckel für ca. 10 bis 15 Minuten köcheln lassen.

In einer Pfanne Öl erhitzen und die Zwiebeln goldgelb anbraten und danach herausnehmen.

Im restlichen Öl die Cashew-Kerne und Rosinen kurz anbraten und danach wieder herausnehmen.

Im übrig gebliebenen Öl die Curryblätter, Chili, Knoblauch und die Ingwerpaste anbraten.

Etwas Salz dazugeben.

Nun den Reis und das gebratene Gemüse zur Gewürzmischung geben und alles zusammen vorsichtig vermischen.

Zum Schluss den Reis mit den angebratenen Zwiebeln, Cashew-Kernen und Rosinen dekorieren.

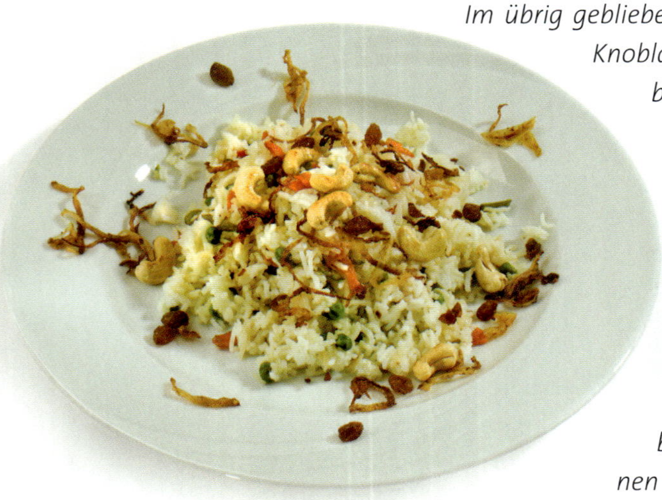

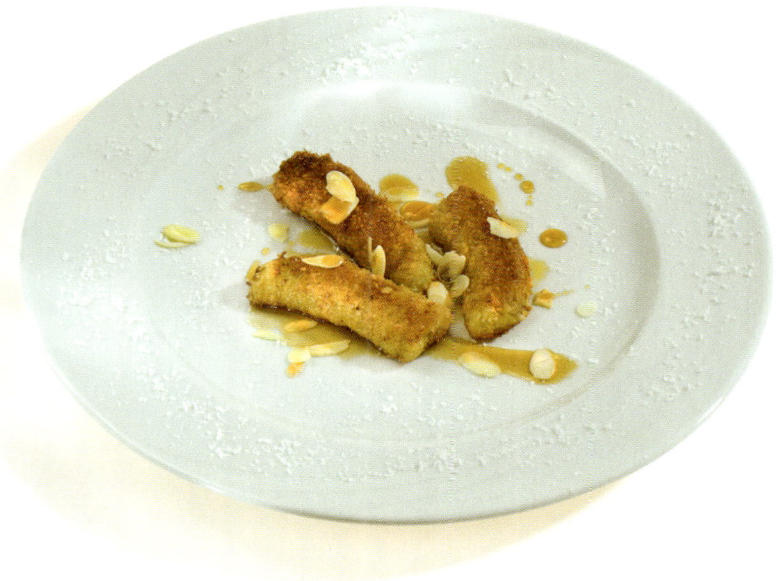

Gebackene Bananen
vegetarisch

Für 4 Personen. Zubereitung: 40 Minuten.

Zubereitung

Den Backofen auf 200 °C vorheizen (bei Gas Stufe 6).
Die Bananen schälen und der Länge nach halbieren.
Ahornsirup, Orangensaft und das Ghee verrühren.
Die Mandeln dazugeben und damit die Bananen übergießen.
Die überzogenen Bananen für ca. 30 Minuten im Backrohr backen.
Danach die Kokosraspeln in einer Pfanne leicht anrösten und die fertig gebackenen Bananen damit verzieren und warm servieren.

Zutaten

4 Bananen
125 ml Ahornsirup
125 ml Orangensaft
50 g Mandeln (gehackte oder blättrig geschnittene)
¼ TL gemahlener Kardamom
50 g Ghee

Zum Garnieren

ein wenig Kokosraspeln

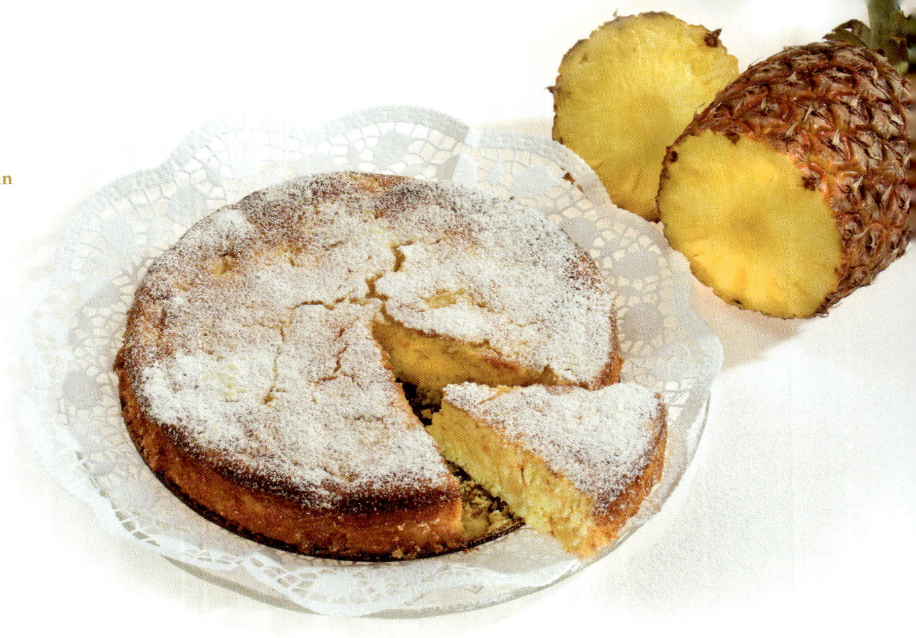

Ananastorte
vegetarisch

Für 4 Personen. Zubereitung: 50 Minuten.

Zutaten
- 1 Ananas, geschält und in kleine Stücke geschnitten
- 4 Eier
- 1 Vanillezucker
- 125 g Ghee
- 200 g Zucker
- 250 g Topfen
- 125 g Weizengrieß
- Staubzucker zum Bestreuen

Zubereitung

Eiweiß und Dotter trennen.

Das Eiweiß zu Schnee schlagen und 1/3 des Zuckers hinzufügen.

Den Dotter, 2/3 des Zuckers, ein Päckchen Vanillezucker und das Ghee zu einer cremigen Masse rühren.

Dann Topfen, die klein geschnittene Ananas und Grieß hinzufügen.

Eischnee unter die Masse heben, vorsichtig untermischen und in eine vorbereitete Tortenform füllen.

Im vorgeheizten Backrohr bei einer Temperatur von 180 °C 30 Minuten backen.

Torte abkühlen lassen und mit Staubzucker bestreut servieren.

Chapati – Fladenbrot
vegetarisch

Für 4 Personen. Zubereitung: 90 Minuten.

Zutaten
250 g Chapati-Mehl (oder Vollkorn-Weizenmehl)
¼ TL Curcuma
175 ml Wasser
1 TL Salz
Ghee

Zubereitung

Das Mehl, Salz und Curcuma in einer Schüssel verrühren.

Löffel für Löffel Wasser unterrühren und zu einem Teig verkneten.

Den Teig ca. zehn Minuten kneten, bis er fest und elastisch ist.

Den Teig in eine Schüssel geben und mit einem feuchten Tuch bedeckt eine Stunde stehen lassen.

Nach einer Stunde den Teig nochmals durchkneten und kleine walnussgroße Bällchen formen. Die Arbeitsfläche mit Mehl bestäuben, die Bällchen flach drücken und mit einem Nudelholz in Pfannkuchengröße ausrollen.

Überschüssiges Mehl abklopfen.

Pfanne bei starker Hitze heiß werden lassen, Temperatur reduzieren, etwas Ghee in die Pfanne geben und die Chapatis nach und nach auf beiden Seiten anbraten.

Nach jedem Chapati die Pfanne mit einem Küchenkrepp reinigen.

Die fertigen Chapatis mit ein paar Tropfen Ghee auf beiden Seiten bestreichen.

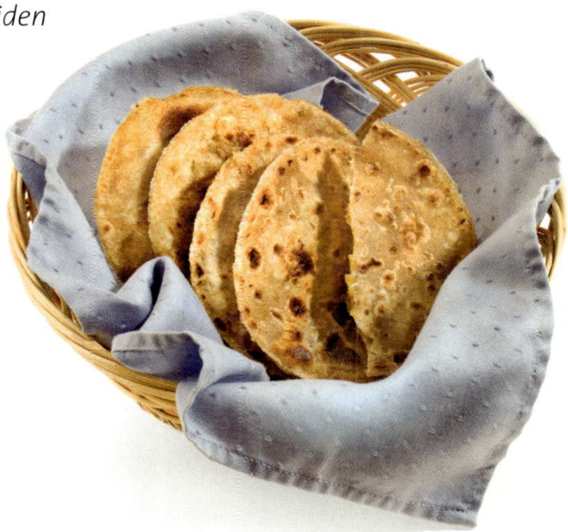

Aviyal – Gemischtes Gemüse
vegetarisch

Für 4 Personen. Zubereitung: 30 Minuten.

Zutaten
250 g Karotten
250 g Kartoffeln
250 g Bohnen
(bzw. 750 g Gemüse nach Belieben)
1 Zwiebel
1 EL Byriani-Masala
1 Prise Curcuma
1 EL Kokosraspeln
1 Stängel Curryblätter
25 g Ingwerwurzel
2 kleine Tomaten
ca. 100 ml Wasser
Salz
Ghee

Zubereitung

Die Karotten, geschälte Kartoffeln und Bohnen (bzw. sonstiges Gemüse) länglich schneiden.
Die Ingwerwurzel und die Tomaten in Würfel schneiden. In einer Pfanne Ghee erhitzen.
Klein geschnittene Zwiebel, Tomaten, Ingwerwurzel und das restliche bereits geschnittene Gemüse hinzufügen und verrühren.
Danach Byriani-Masala, Kokosraspeln, Curcuma und Wasser unterrühren.
In der zugedeckten Pfanne bei niedriger Flamme ca. 15 Minuten dünsten lassen.

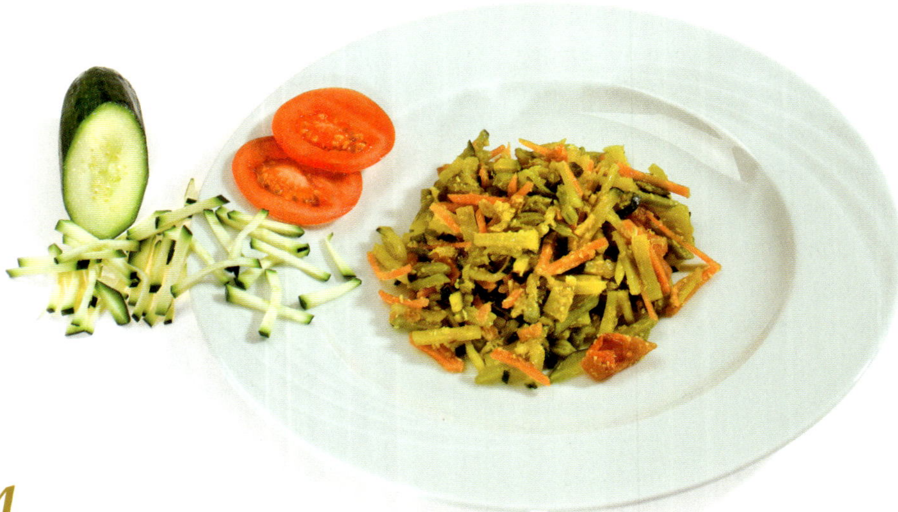

Rezepte von Roswitha Bauer

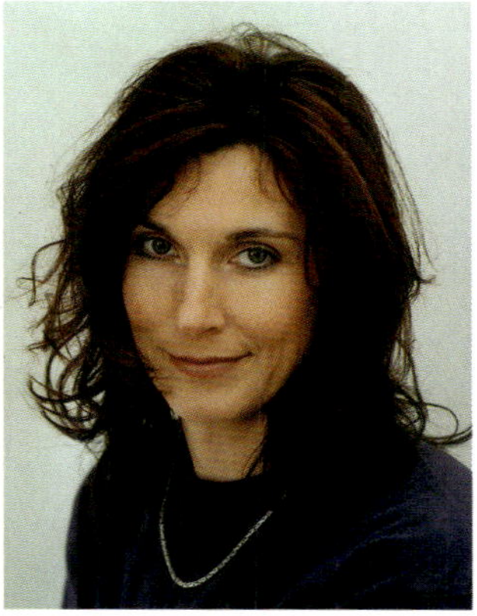

Fand durch ihre Liebe zum Kochen und zu natürlich gesunder Ernährung zur Kunst des Kochens nach Ayurveda. Inspiriert durch ihre Reisen und Aufenthalte in Indien befasst sie sich seit Jahren mit vedischer Lebens- und Ernährungsweise und Yoga.
Kreativ kombiniert sie die vorwiegend vegetarische Küche Indiens mit westlich mediterraner Küche zu köstlichen ayurvedischen Gerichten. Sie veranstaltet Workshops für Kochen und Leben nach Ayurveda im Einklang mit den Jahreszeiten und kocht für Seminare und familiäre Veranstaltungen.

Auberginen mit Schafkäse im Ofen gebacken
vegetarisch

Für 4 Personen. Zubereitung: 50 Minuten.

Zubereitung

In Scheiben geschnittene Auberginen auf beiden Seiten salzen und kurz ruhen lassen.
Wasser in einem Topf zum Sieden bringen, Tomaten im heißen Wasser blanchieren, danach kurz mit kaltem Wasser abspülen, schälen, klein schneiden und beiseite stellen. In einer Auflaufform etwas Ghee verteilen und bereit stellen.
Mit einem Küchenkrepp die Auberginenscheiben abtrocknen, in einer Pfanne mit heißem Ghee auf beiden Seiten goldgelb anbraten.
Fertig gebratene Auberginenscheiben in die Auflaufform legen.
In der selben Pfanne noch etwas Ghee schmelzen. Zwiebeln, Knoblauch, Koriander und Kreuzkümmel leicht anrösten.

Zutaten

3 mittelgroße Auberginen, gewaschen und in runde Scheiben geschnitten
2 Zwiebeln, geschält und klein geschnitten
2 Knoblauchzehen, klein gehackt
4–5 Tomaten, geschält und klein geschnitten
Ghee
Salz
1 TL Koriander, gemahlen
1 TL Kreuzkümmel
½ TL Chili, gemahlen
2 TL Oregano, getrocknet
2 TL Rohrzucker
250 g Feta – Schafkäse
Petersilie, frisch gehackt
Oregano, frisch (wenn vorhanden)

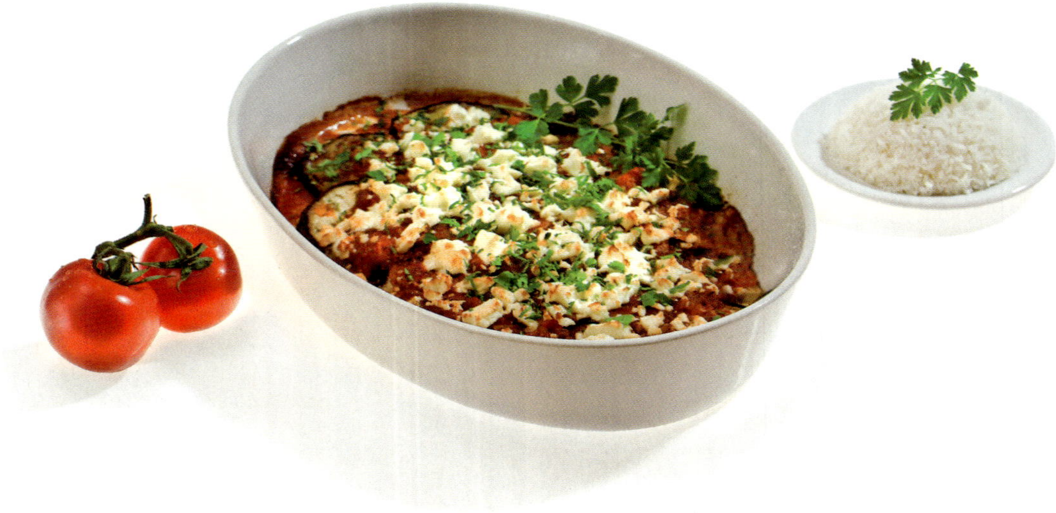

Geschnittene Tomaten und ein wenig heißes Wasser sowie Oregano, Chili, Salz und Zucker hinzufügen und zehn Minuten bei mittlerer Temperatur dünsten.
Soße über die Auberginen verteilen.
Den Schafkäse in kleine Teile zerdrücken (verbröseln) und über den Auberginen mit Tomatensoße gleichmäßig verteilen.
Die Auflaufform mit einer Alufolie bedecken und bei 200 °C im Ofen (Backrohr) 20 Minuten garen.
Alufolie entfernen, die Temperatur auf 250 °C erhöhen oder kurz den Grill hinzuschalten und noch einige Minuten – bis der Schafkäse eine goldgelbe Farbe bekommt – backen.
Vor dem Servieren mit frisch gehackter Petersilie bestreuen und mit einigen frischen Oreganoblättern verziert servieren.
Dazu passt sehr gut Basmati-Reis und Chapati (indisches Fladenbrot).

Apfel-Mango-Chutney vegetarisch

Für 4 Personen. Zubereitung: 35 Minuten.

Zubereitung

Ghee in einen Topf schmelzen, Anis und Gewürznelken bei mittlerer Hitze einige Sekunden anrösten.
Ingwer hinzufügen, kurz mitrösten.
Zimt und Chili hinzufügen, ein paar Sekunden mitrösten.
Geschnittene Äpfel und Mango in die Gewürzmischung geben und zwei bis drei Minuten mitrösten, bis die Apfel- und Mangostücke schön mit den Gewürzen umgeben sind.
Wasser hinzugießen, bei mittlerer Hitze ca. 15 Minuten bei offenem Topf köcheln lassen.
Zucker und Orangensaft hinzufügen und noch weitere zehn Minuten köcheln lassen.
Lauwarm als Beilage servieren.
Das fruchtige süß-scharf-säuerliche Apfel-Mango-Chutney ist eine universale Beilage und passt hervorragend zu Reis-, Getreide-, Fleisch-, Wild- und Fischgerichten aber auch zu Süßspeisen.

Zutaten

- 3 säuerliche Äpfel, geschält, in kleine Würfel geschnitten (1,5 cm)
- 1 Mango, geschält, in kleine Würfel geschnitten
- Saft einer Orange
- 2 TL Ghee
- 1 TL Anis, ganz
- 3 Gewürznelken
- 2 TL Ingwer, frisch gerieben
- ½ TL Zimt
- ½ TL Gelbwurz/Curcuma (kann entfallen)
- 1 kleine rote Chili, klein gerieben (Kerne eventuell entfernt, Schärfe)
- 2 EL Rohrzucker
- Wasser, heiß, ca. 1/8 L, je nach Wassergehalt der Äpfel

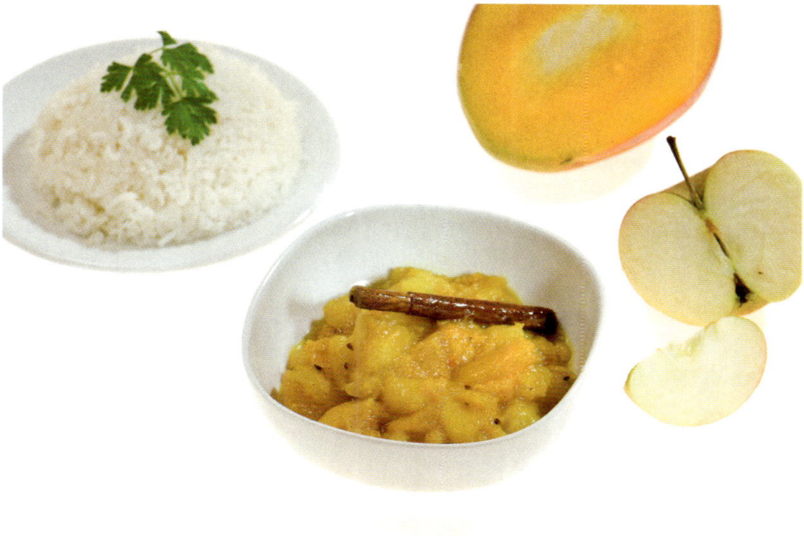

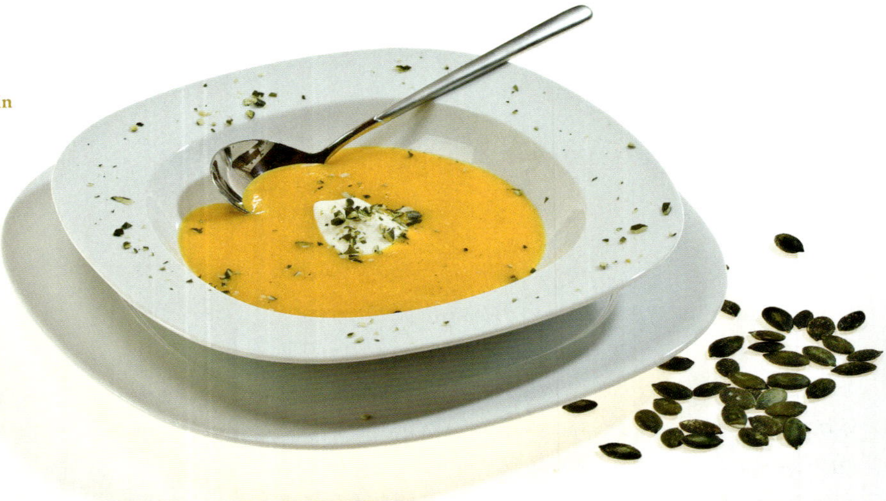

Hokkaido-Kürbis-Suppe
vegetarisch

Für 4 Personen. Zubereitung: 30 Minuten.

Zutaten

600 g Hokkaido-Kürbis, geschält in Würfel geschnitten
1 Kartoffel, geschält, in Würfel geschnitten
1 kleine Zwiebel, geschält, klein geschnitten
1 TL Koriander, gemahlen
2 Lorbeerblätter
1 L Wasser
1 EL klare Gemüsesuppe oder 1 Gemüsesuppenwürfel
1 TL Steinsalz
¼ TL Pfeffer (nach Geschmack)
1 Prise Muskatnuss, frisch gerieben
1 EL Ghee
1 EL Crème fraîche

4 EL Sauerrahm
1 EL Kürbiskerne, geröstet und zerkleinert

Zubereitung

Wasser, Gemüsesuppe/-suppenwürfel und Lorbeerblätter zum Kochen bringen.
Das Gemüse, geschnittene Zwiebel, Koriander und Salz hinzufügen und bei mittlerer Hitze 15 bis 20 Minuten kochen.
Wenn das Gemüse gar ist, von der Herdplatte nehmen, Lorbeerblätter entfernen und mit einem Pürierstab oder im Mixer pürieren.
Ghee und Crème fraîche hinzufügen, nochmal kurz mixen.
Mit Muskatnuss, Pfeffer abschmecken.
Suppe in Portionen aufteilen, mit einem EL Sauerrahm in der Tellermitte und mit Kürbiskernen garniert servieren.

„Mutschi's"-Hühnereinmachsuppe
nicht vegetarisch

Für 4 Personen. Zubereitung: 40 Minuten.

Zubereitung

Ghee in einem Topf erhitzen, klein geschnittene Hühnerteile ohne Leber darin anbraten.
Knoblauch und klein geschnittenes Gemüse hinzufügen, kurz mitbraten.
Mit einem EL Mehl stauben und mit 1,5 l heißem Wasser aufgießen. Lorbeerblatt, Kümmel, Majoran oder Oregano, Pfefferkörner, Suppenwürfel und Salz in die Suppe geben.
Bei mittlerer Temperatur köcheln lassen, nach 15 Minuten die geschnittene Hühnerleber in die Suppe geben und weitere zehn Minuten köcheln lassen.
Zum Schluss einen TL Zitronensaft hinzufügen und abschmecken.
Suppe mit frischen Kräutern servieren.

Zutaten
½ Huhn ca. 400 g, klein zerteilt, Haut großteils entfernt
1 Hühnerleber
1 EL Ghee
1 Karotte, in 3 mm Scheiben geschnitten
1 kleines Stück Sellerie, geschält und in kleine Würfel geschnitten
1 Petersilienwurzel (ca. 5 cm), geputzt und klein geschnitten
1 Zehe Knoblauch, fein gehackt oder ¼ TL Knoblauchpulver
2 Lorbeerblätter
¼ TL Kümmel (kann entfallen)
5 Pfefferkörner
1 TL Majoran oder Oregano, getrocknet
1 Gemüsesuppenwürfel
1 EL Weizenmehl, glatt
1 TL Zitronensaft
Salz
1,5 l Wasser

frische Kräuter, gehackt

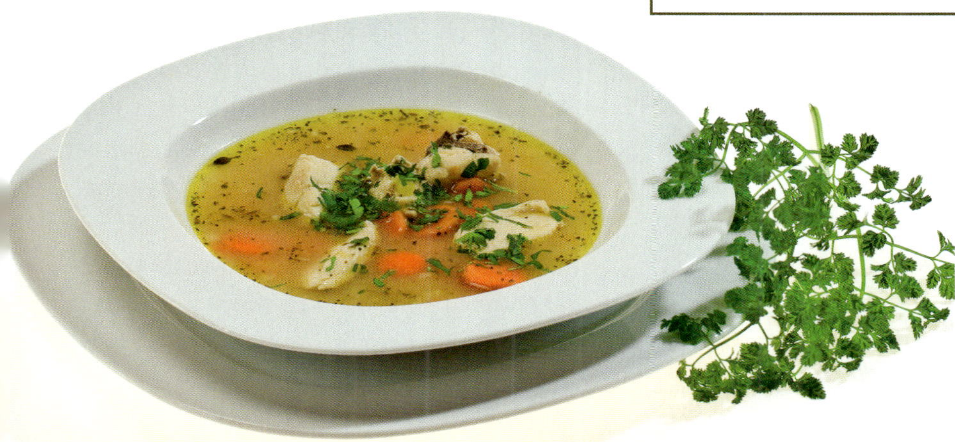

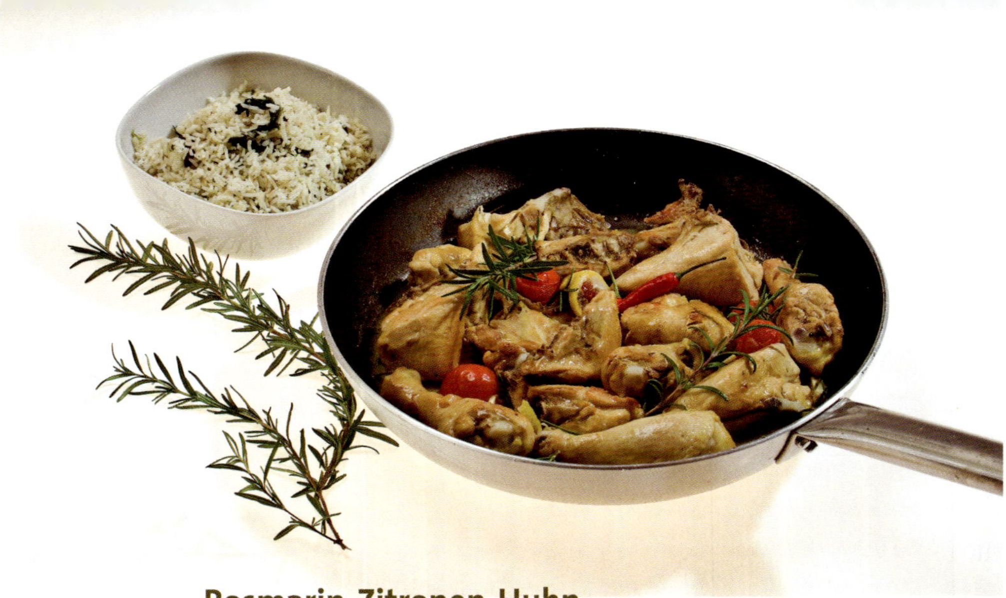

Rosmarin-Zitronen-Huhn
nicht vegetarisch

Für 4 Personen. Zubereitung: 60 Minuten.

Zutaten
1 Huhn (1,20 kg) vorzugsweise aus biologischer Landwirtschaft
1–2 EL Ghee
3 Knoblauchzehen, der Länge nach grob geschnitten
1 EL frische Rosmarinblätter
1 Zitrone, biologisch, gewaschen, Schale in Streifen geschnitten
1 EL Zitronensaft
2 kleine rote Chili (2 cm Größe), getrocknet, zerkleinert oder
frische Chili je nach Schärfe, in kleine Stücke geschnitten (eher vorsichtig dosieren)
5 Kirschtomaten
Salz
2 TL Gemüsesuppenpulver oder ½ Würfel
¼ l Wasser oder Weißwein
1 gehäufter TL Maizena (Maisstärke) in etwas kaltem Wasser angerührt

Rosmarinzweige zum Garnieren

Zubereitung

Das Huhn waschen, in kleine, servierfertige Teile schneiden und abtrocknen.

Ghee in einer Pfanne erhitzen, Hühnchenstücke nach und nach einlegen, bei mittlerer Hitze unter mehrmaligem Wenden auf allen Seiten anbraten.

Knoblauch, Rosmarinblätter, Chili und Kirschtomaten hinzufügen, mit Wasser oder Weißwein aufgießen, Suppenpulver über das Hühnchen streuen.

Temperatur reduzieren, Deckel auf die Pfanne geben und ca. 20 Minuten leicht köcheln lassen.

Nach der Garzeit die Hühnchenstücke aus der Pfanne nehmen, im Backrohr warm stellen. Überschüssiges Fett mit einem Löffel abschöpfen.

Zitronensaft und -schale sowie Maizena hinzufügen, bei Bedarf noch etwas heißes Wasser nachgießen. Kurz aufkochen lassen, mit Salz abschmecken.
Die Hühnchenstücke in Portionen aufteilen, mit Bratensaft übergießen und frischen Rosmarinzweigen garniert servieren.
Dazu passt Basmati-Reis mit Blattspinat und gebratenen Rosinen.

Basmati-Reis mit Blattspinat und gebratenen Rosinen
vegetarisch

Für 4 Personen. Zubereitung: 30 Minuten.

Zubereitung

Reis in einem Sieb mit fließendem kalten Wasser waschen und abtropfen lassen. Spinat waschen, grobe Stiele entfernen und etwa zwei cm breit schneiden. Ein EL Ghee in einem Topf erhitzen, Koriander für einige Sekunden rösten, nicht verbrennen! Reis dazugeben und kurz rösten, Ghee und Koriander sollen sich schön um die Reiskörner verteilen.
Mit heißem Wasser aufgießen, dabei den Topf kurz von der Herdplatte nehmen, salzen, umrühren, den Topf wieder auf die Platte stellen. Spinat auf dem Reis verteilen.
Reis bei starker Temperatur kurz aufkochen, aber nicht mehr umrühren.
Temperatur auf ein Minimum reduzieren, zugedeckt 12–15 Minuten dünsten.

Zutaten

300 g Basmati-Reis
450 ml Wasser, heiß
200 g frischen Blattspinat oder Mangold, 2 cm breit geschnitten (ersatzweise Tiefkühl-Blattspinat)
1 TL Koriander, gemahlen
1 TL Salz
1 EL Ghee
1 ½ EL Zitronensaft

2 – 3 EL Rosinen (nach Geschmack)
1 mittelgroße Karotte, in kleine Stifte geschnitten
100 g (ca.) Ghee

100 g Ghee in einem kleinen Topf erhitzen, zuerst Rosinen, dann Karotten frittieren, auf ein Küchenkrepp oder in ein Sieb zum Abtropfen geben.
Den Reis abdecken, Zitronensaft darüber verteilen und für kurze Zeit ausdampfen lassen.
Rosinen über den Reis geben, mit einer Gabel den Reis vorsichtig auflockern und die Rosinen darunter heben.
Mit den gebratenen Karottenstiften garniert servieren.

Gebackenes Putenschnitzel nach Wiener Art
nicht vegetarisch

Für 4 Personen. Zubereitung: 30 Minuten.

Zutaten
4 Stück Putenbrust-Schnitzel
Salz
Pfeffer (nach Geschmack)

2 Eier, aufgeschlagen mit 1 EL Wasser und 1 Prise Salz
Mehl, universal oder griffig
Semmelbrösel

Zitrone, in Spalten geschnitten
Orange, in Scheiben geschnitten
Preiselbeeren aus dem Glas
Petersilie, frisch

ca. 200 g Ghee, zum Backen

Zubereitung

Putenschnitzel in eine Frischhaltefolie geben und leicht klopfen, Folie entfernen, Schnitzel salzen und pfeffern.
Zuerst in Mehl wenden, dann durch das verquirlte Ei ziehen, abtropfen lassen, anschließend locker in Brösel panieren. Panade nicht fest andrücken.
Ghee in einer Pfanne erhitzen. Das Ghee soll nicht überhitzt, aber schön heiß sein.
Schnitzel einlegen, das Ghee sollte die Schnitzel leicht bedecken. Wenn die Unterseite leicht gebräunt ist, wenden, zweite Seite backen, aus der Pfanne nehmen und auf ein Küchenkrepp legen.
In Portionen mit Zitronenspalte und Orangenscheibe, Preiselbeeren und Petersilie garniert servieren.

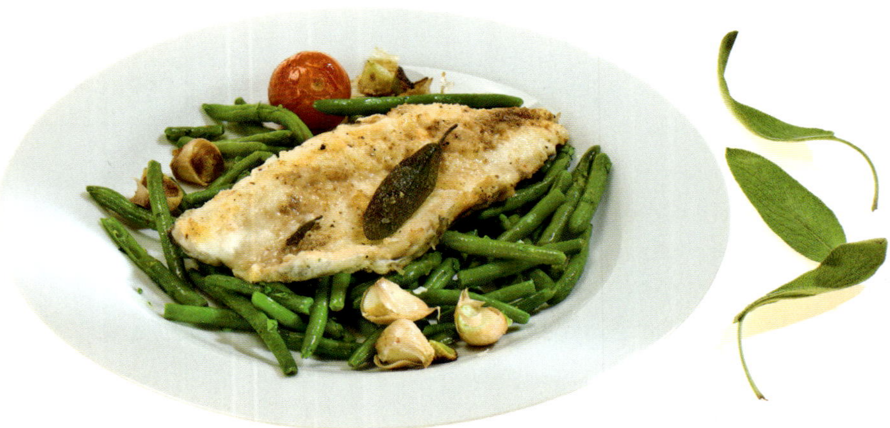

Gebratenes Salbei-Saiblingsfilet auf Fisolen (grüne Bohnen)
nicht vegetarisch

Für 4 Personen. Zubereitung: 40 Minuten.

Zutaten

- 4–6 frische Saiblingsfilets (je nach Größe)
- 3–5 Kirschtomaten
- Salz
- Pfeffer
- 1 EL Zitronensaft
- 4 Zehen Knoblauch, mit der Schale, einmal geteilt
- 1–2 EL Ghee
- 2 TL Butter
- 8 Salbeiblätter, frisch
- Mehl, griffig
- Salbeizweige zum Garnieren

- 600 g Fisolen, frisch oder tiefgekühlt
- Wasser
- Salz
- 1 TL fertige Gewürzmischung (z. B. Garam-Masala, indische Gewürzmischung oder italienische Gewürzmischung)
- 2 TL Ghee
- Petersilie, frisch und gehackt

Zubereitung

Fisolen, ganz (Spitzen entfernt) in wenig Salzwasser acht Minuten bei mittlerer Temperatur dünsten.
Gewürzmischung, frisch gehackte Petersilie und zwei TL Ghee über das Gemüse geben, schwenken, auf warmer Herdplatte stehen lassen.

Saiblingsfilets ganz oder – je nach Größe – eventuell geteilt in Mehl wenden.
Ghee in einer Pfanne erhitzen, die Knoblauchstücke mit der Schnittseite nach unten und die Salbeiblätter in die Pfanne geben, kurz anbraten.
Die Pfanne schwenken, sodass sich das Aroma von den Salbeiblättern und dem Knoblauch gut im Ghee entfalten kann.
Saiblingsfiletstücke erst mit der Hautseite nach unten einlegen, bei mittlerer Hitze braten. Jetzt auch die Kirschtomaten in die Pfanne geben und mitbraten.
Filets wenden, noch kurz braten (nicht zu lange, damit der Fisch nicht trocken wird). Pfanne von der Herdplatte nehmen, Butter darüber verteilen, mit Salz, Pfeffer leicht würzen und nach Geschmack Zitronensaft darüber träufeln.

Gemüse in Portionen aufteilen, Saiblingsfilets teilweise auf das Gemüse setzen, mit frischen Salbeizweigen und Zitrone garniert servieren.

Abbildung linke Seite.

Lachs-Mangold-Zucchini-Creme auf Bandnudeln
nicht vegetarisch

Für 4 Personen. Zubereitung: 30 Minuten.

Zutaten

- 200 g Lachs, vorzugsweise frischer Süßwasserlachs aus heimischen Gewässern, Haut entfernt, in 2 cm breite Streifen geschnitten
- 200 g Mangold (ersatzweise Tiefkühl-Blattspinat), 2 cm breit geschnitten
- 1 kleine Zucchini, der Länge nach halbiert, feinblättrig geschnitten
- 2 EL frische Basilikumblätter, grob geschnitten
- 1 EL Ghee
- 2 TL Koriander, gemahlen
- ½ TL Chilipulver
- ¼ TL Knoblauchpulver
- Steinsalz (Himalayasalz)
- ½ EL klare Gemüsesuppe (Pulver), oder ½ Suppenwürfel
- 150 g Sahne
- 1 EL Sauerrahm oder Crème fraîche
- 1 EL Kichererbsenmehl (kann entfallen)
- Saft einer Zitrone oder Limette

- 600 g Bandnudeln
- Wasser, 1 TL Salz
- 1 TL Ghee
- Parmesan, fein gehobelt (nach Geschmack)

Zubereitung

In Streifen geschnittenen Lachs mit Zitronensaft beträufeln.

Ghee in einem Topf schmelzen.

Gewürze einige Sekunden in Ghee rösten.

Gemüse hinzufügen, gut durchrühren und kurz mitrösten.

Mit ein wenig heißem Wasser aufgießen, in Streifen geschnittenen Lachs, Gemüsebrühe und Salz hinzufügen.

Das Ganze bei mittlerer Hitze zugedeckt ca. acht Minuten dünsten.

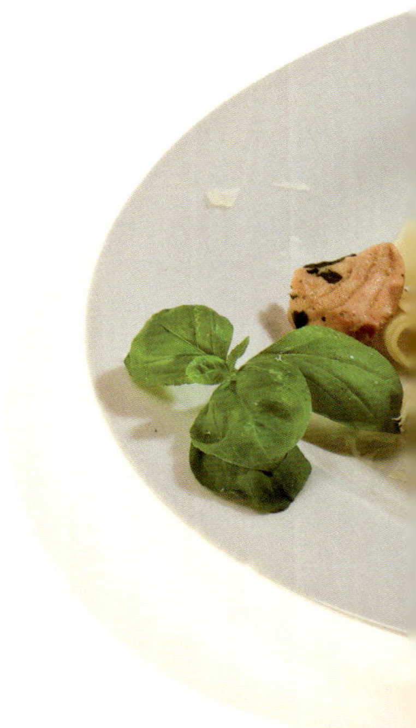

Bandnudeln in Salzwasser mit einem TL Ghee, al dente (bissfest) kochen.

Ein EL Kichererbsenmehl in drei EL Sahne (Crème fraîche) anrühren und dem gedünsteten Lachs-Gemüse hinzufügen.
Restliche Sahne, Sauerrahm, Basilikum in das Gemüse geben und vorsichtig durchrühren.
Noch einige Minuten ziehen lassen, nicht mehr kochen.
Bandnudeln in Portionen aufteilen, Lachs-Mangold-Zucchini-Creme darüber verteilen, mit Parmesan bestreut und mit frischem Basilikumblatt garniert servieren.

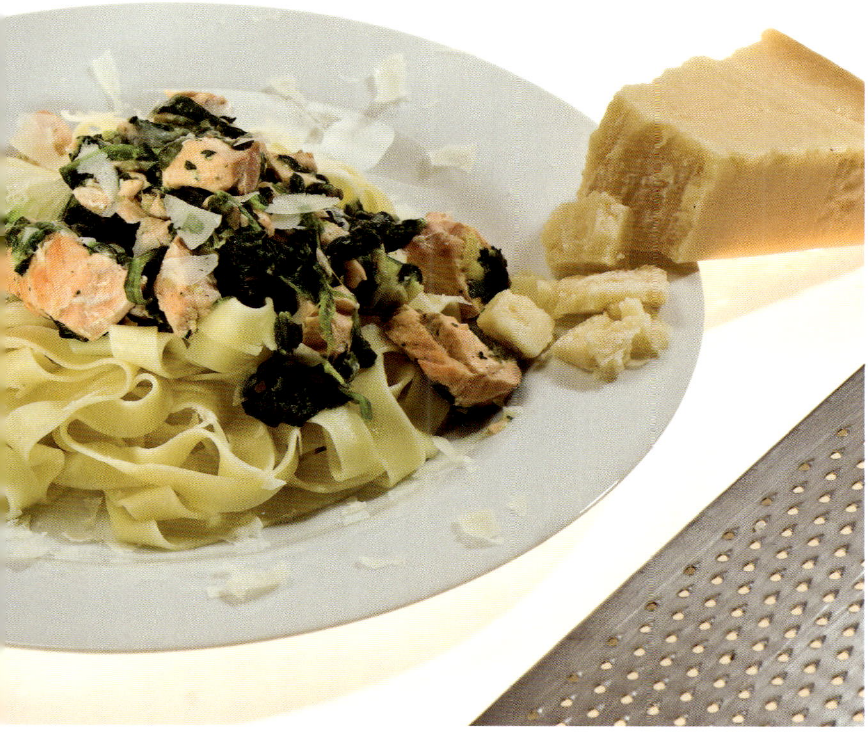

Straußen-Steak mit Rotkraut und Raspelkartoffeln
nicht vegetarisch

Für 4 Personen. Zubereitung: Steak 15 Minuten/ Rotkraut 30 Minuten.

Zutaten

4 Stück Steaks vom Strauß, 2,5–3 cm breit geschnitten
Ghee zum Anbraten
Salz (am besten „rosa Steinsalz“)
Pfeffer weiß, frisch gemahlen

750 g Rotkraut (Blaukraut), in Streifen geschnitten oder gehobelt
1 Zwiebel, klein geschnitten
1 TL Kümmel
1 ½ EL Ghee
1 EL Rohrzucker
1 Apfel, geschält und klein geschnitten
1/8 l Wasser, oder Rotwein
Salz
1 EL Zitronensaft
1 EL Preiselbeeren

Rosmarin-Raspelkartoffeln

Zubereitung

Zitronensaft über das geschnittene Rotkraut verteilen, vermengen und leicht durchkneten.
Ghee in einem Topf erhitzen, Zwiebel glasig rösten.
Rotkraut und Apfel dazugeben, kurz mitrösten, Kümmel, Zucker, hinzufügen, mit Wasser oder Rotwein aufgießen, salzen und zugedeckt 15–20 Minuten bei mittlerer Hitze dünsten. Gelegentlich mit einer Gabel locker umrühren und bei Bedarf Wasser nachgießen.
Zuletzt Preiselbeeren zum Rotkraut geben und mit einer Gabel vorsichtig einrühren und auf der Herdplatte warm halten.
Mit vorgekochten Kartoffeln die Raspel-Rosmarinkartoffeln zubereiten.

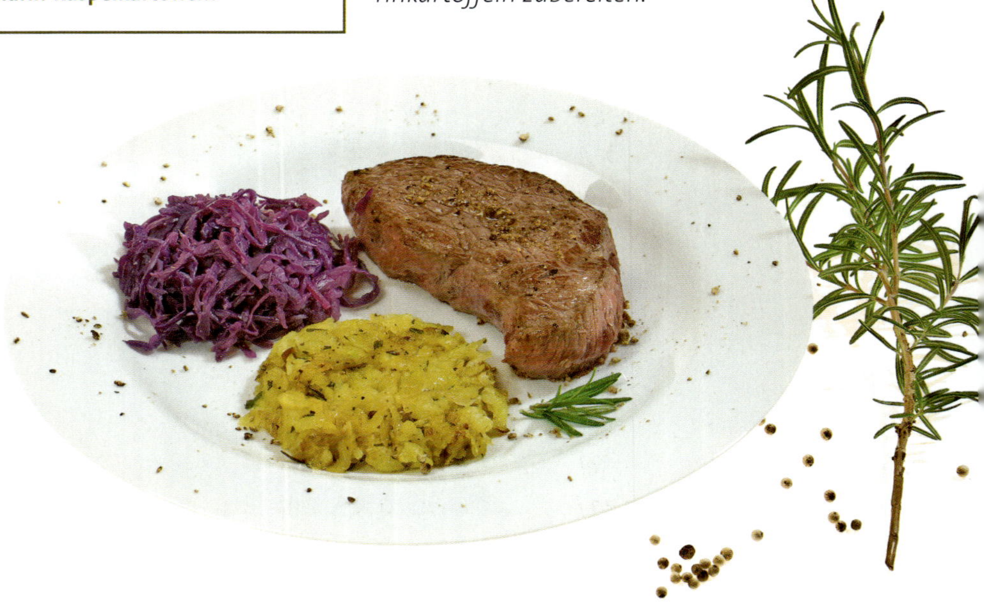

Ghee in einer Pfanne erhitzen. Es soll so heiß sein, dass es kurz zu rauchen beginnt.
Steaks einlegen und langsam aber doch bei guter, konstanter Hitze anbraten, erst wenden, wenn sich das Fleisch von der Pfanne löst – nach ca. drei Minuten.
Die zweite Seite, wie die erste Seite anbraten. Steaks mit Fingerdruckprobe testen, Medium ist ideal.
Erst jetzt die Oberseite der Steaks salzen und pfeffern, in Alufolie wickeln und für zehn Minuten ins vorgeheizte Backrohr, bei 150 °C geben.
Rotkraut und Raspel-Kartoffeln auf Teller in Portionen aufteilen, Steaks aus der Folie auf die Teller geben, mit einem Zweigchen Rosmarin garnieren und sofort servieren.

Raspelkartoffeln mit Rosmarin
vegetarisch

Für 4 Personen.
Zubereitung: 40 Minuten, mit vorgekochten Kartoffeln: 20 Minuten.

Zubereitung

Kartoffeln kochen, abkühlen lassen bzw. am Vortag kochen.
Kartoffeln schälen und mit einer Reibe grob raspeln, nicht zusammendrücken.
Zwei EL Ghee in einer Pfanne erhitzen, den kleingeschnittenen Lauch in die Pfanne geben und glasig anbraten.
Die Hälfte der Kartoffeln in die Pfanne geben, Salz, Pfeffer und einen EL geschnittene Rosmarinblätter hinzufügen, locker verrühren.
Jetzt mit einem Pfannenwender die Kartoffelmasse leicht an den Pfannenboden drücken und knusprig, goldbraun anbraten.
Vorsichtig wenden und die zweite Seite ebenfalls knusprig goldbraun braten. Die restlichen Kartoffeln auf die selbe Art zubereiten.
Als Beilage mit einem kleinen Rosmarinzweig garniert servieren.

Zutaten

- 1 kg Kartoffeln, mit der Schale gekocht
- Lauch (Porree), frisch, klein geschnitten, ca. 5 cm von einer Lauchstange
- 1 TL Salz
- 1 Prise bunte Pfeffermischung, frisch gemahlen oder weißer Pfeffer
- 2 EL Rosmarinblätter, frisch, klein geschnitten
- 4 EL Ghee

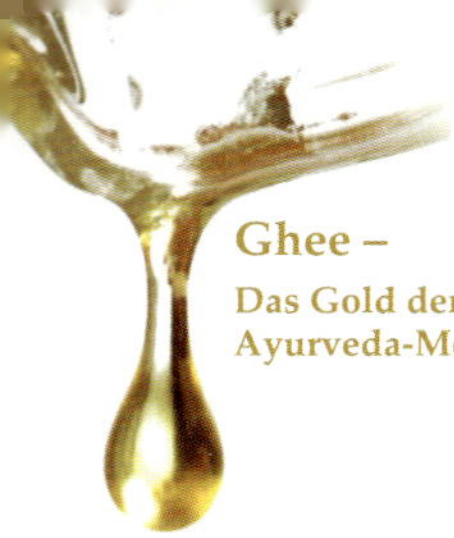

Ingwer-Gemüse-Spaghetti
vegetarisch

Für 4 Personen. Zubereitung: 30 Minuten.

Zutaten

500 g frisches Gemüse nach Saison, klein geschnitten (z.B. Zucchini, Fisolen, Hokkaido, Karotten)
3 Tomaten, klein geschnitten
1 ½ EL Ingwer, frisch gerieben
1 kleine Zwiebel, oder ein Stück Lauch
1 ½ TL Kreuzkümmel, grob gemahlen oder ganz (nach Geschmack)
1 TL Koriander, gemahlen
¼ TL Knoblauchpulver (oder Asafötida, aromatisches indisches Gewürz)
1 kleine Chili, frisch oder getrocknet (nach Geschmack und Schärfe der Chili)
1 TL Salz
½ TL Zucker
1 EL Ghee

100 g Cashew-Nüsse
etwas Ghee zum Anrösten
Petersilie, frisch gehackt

500 g Spaghetti

Zubereitung

In einer Pfanne oder Wok einen EL Ghee schmelzen. Kreuzkümmel einige Sekunden in Ghee rösten, Ingwer, Zwiebel oder Lauch hinzufügen und goldgelb rösten.

Koriander, Knoblauch, Chili hinzufügen, einige Sekunden mitrösten.

Tomaten in die Pfanne geben, gut durchrühren, mit wenig heißem Wasser aufgießen, salzen und zuckern, zugedeckt ca. drei Minuten dünsten.

Geschnittenes Gemüse in die Pfanne geben, mit der Tomatensoße gut vermengen, eventuell etwas Wasser nachgießen und zugedeckt zehn Minuten dünsten.

In der Zwischenzeit die Spaghetti bissfest kochen, abseihen und mit kaltem Wasser abschrecken.

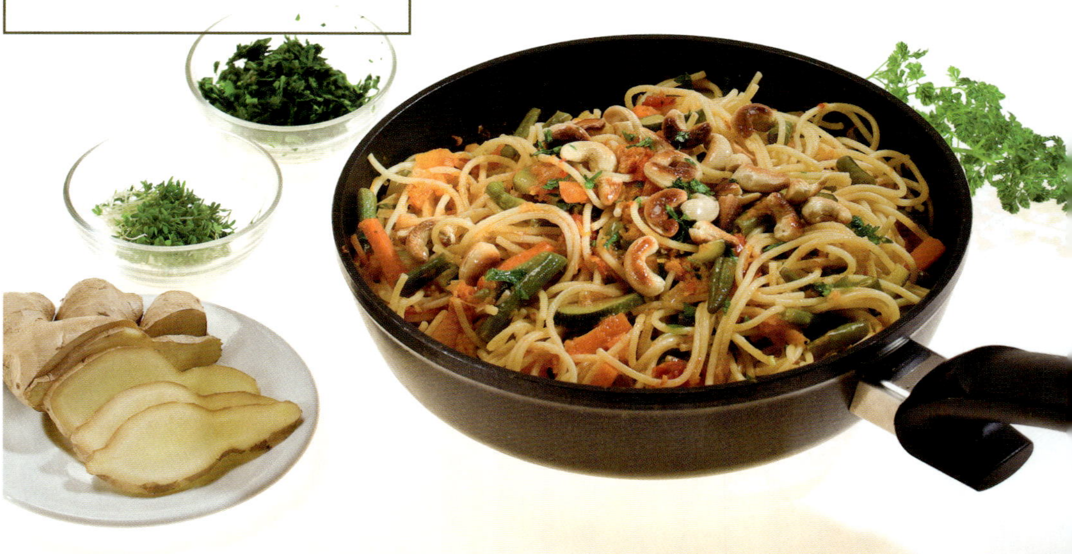

Spaghetti in die Gemüsepfanne geben, alles gut miteinander vermengen, Pfanne bedecken und noch einige Minuten ziehen lassen.
In der Zwischenzeit die Cashew-Nüsse in wenig Ghee goldbraun anrösten.
Ingwer-Gemüse-Spaghetti in Portionen aufteilen, mit Cashew-Nüssen und frischer Petersilie garniert servieren.

Zucchini-Laibchen mit Tomaten-Joghurt-Salat
vegetarisch

Für 4 Personen. Zubereitung: 40 Minuten.

Zubereitung
Für den Tomaten-Joghurtsalat alle Zutaten miteinander vermengen und bei Raumtemperatur beiseite stellen.

Für die Zucchini-Laibchen in einer Schüssel alle Zutaten gut miteinander vermengen und zu einem Teig verrühren. Kein Wasser hinzufügen!

In einer Pfanne einen EL Ghee erhitzen, eine kleine Menge Teig hineingeben und mit einem Löffel glatt streichen und in eine Laibchenform bringen. Je nach Pfannengröße zwei bis drei Laibchen gleichzeitig.

Zutaten
3–4 Zucchini (je nach Größe), gewaschen und grob geraspelt
3 EL Kichererbsenmehl
2–3 EL Weizenmehl
1 TL Zitronensaft
1 TL Steinsalz
1 Prise Pfeffer oder Chili bzw. Paprikapulver
1 EL Petersilie, frisch gehackt
4 EL Ghee

4 mittelgroße Tomaten, entkernt und klein würfelig geschnitten
250 g Naturjoghurt, (3,6 Prozent, oder Halbfett)
Salz
½ TL Zucker
1 Prise Knoblauchpulver oder Asafötida (indisches Gewürz)
1 MSP Chilipulver
½ TL Kümmel, gemahlen
¼ TL Koriander, gemahlen
1 MSP Zimt (kann entfallen)
1 EL Kräuter nach Geschmack, frisch gehackt

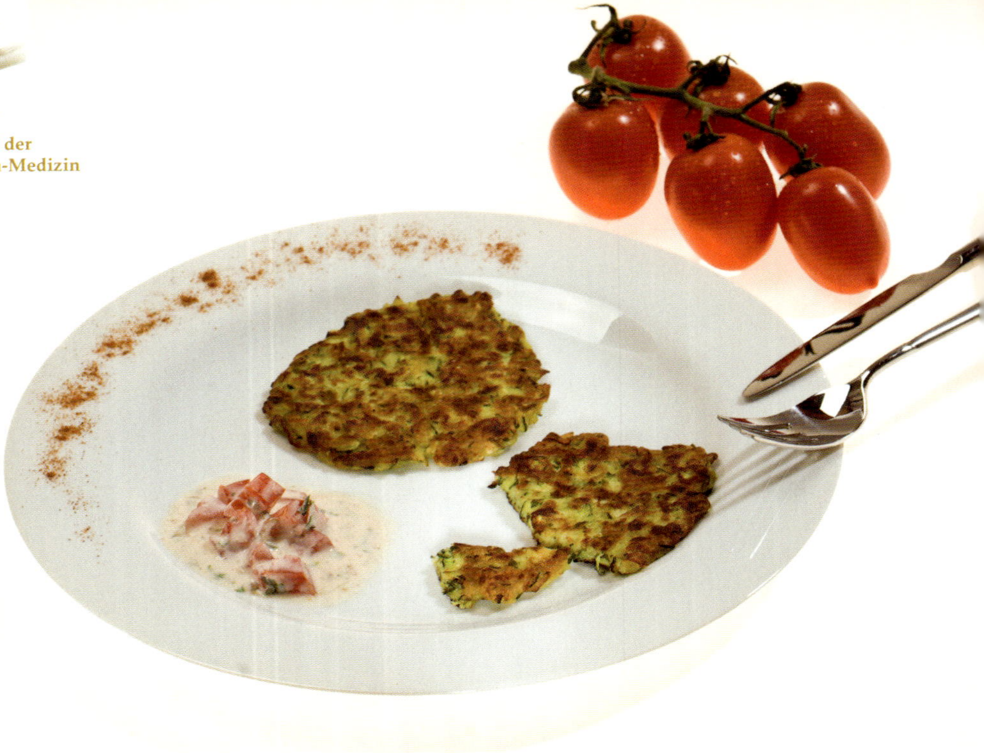

Unter mehrmaligem Wenden auf beiden Seiten goldbraun braten.
Mit dem restlichen Teig nach und nach alle Laibchen auf die selbe Weise backen.
Fertige Laibchen auf ein Küchenkrepp legen und eventuell im Backrohr warm halten.
Zucchini-Laibchen mit Tomaten-Joghurt-Salat und frischen Kräutern garniert servieren.

Kaiserschmarren mit Beerenragout
vegetarisch

Für 4 Personen. Zubereitung: 20 Minuten.

Zutaten
400 g Weizen- oder Dinkelmehl, glatt
3/8 l Milch
1/8 l Mineralwasser
5 Eier
1 Prise Salz
2 P. Bourbon-Vanillezucker
1 TL Zimt, gemahlen
Rosinen

4 – 5 EL Ghee

400 g gemischte Beeren, 2 EL Rohrzucker, Saft und Schale einer Bio-Orange, Vanille, 1 MSP Kardamompulver, 1 TL Maizena

Staubzucker
Minze- oder Zitronenmelisse zum Garnieren

Zubereitung

Für das Beerenragout 400 g gemischte Beeren (z.B. Heidelbeeren, Brombeeren, Himbeeren) frisch oder tiefgefroren mit Orangensaft und abgeriebener Schale einer Orange, Rohrzucker, Vanille und Kardamompulver aufkochen. Mit einem TL Maizena – in etwas Orangensaft oder Wasser angerührt – binden und beiseite stellen.

Mit einem Mixer Eier schaumig rühren.
Milch, Mehl, Salz, Vanillezucker und Zimt hinzufügen und zu einer homogenen, dickflüssigen Masse rühren.
In einer Pfanne ein EL Ghee bei relativ hoher Temperatur erhitzen, so heiß, dass das Ghee kurz zu rauchen beginnt, gleich ein Viertel des Teiges (etwa fingerdick) in die Pfanne gießen und einige Rosinen darüber streuen.
Hitze reduzieren, goldgelb braten.
Den Teig mit einem Pfannenwender in vier Teile teilen und vorsichtig nach und nach wenden und noch mal etwas Ghee in die Pfanne geben.
Die zweite Seite ebenfalls kurz anbraten, anschließend gleich mit zwei Pfannenwendern unter ständigem Rühren und braten in kleine Stücke reißen.

Am besten heiß aus der Pfanne mit Staubzucker bestreut und zwei EL Beerenragout und Zitronenmelisse garniert servieren.
Zubereitung der weiteren Portionen in der selben Reihenfolge.
Sollen alle Portionen zur selben Zeit serviert werden, den fertigen Kaiserschmarren inzwischen im Backrohr warm halten.

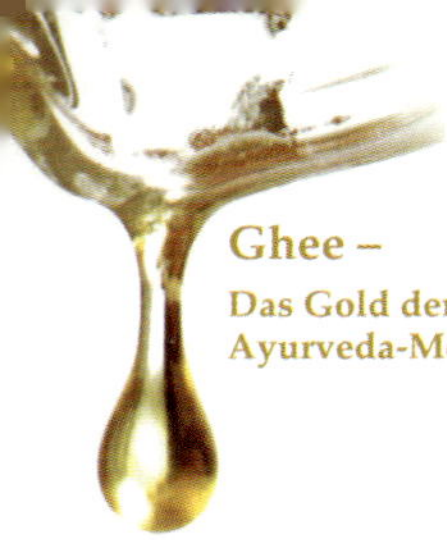

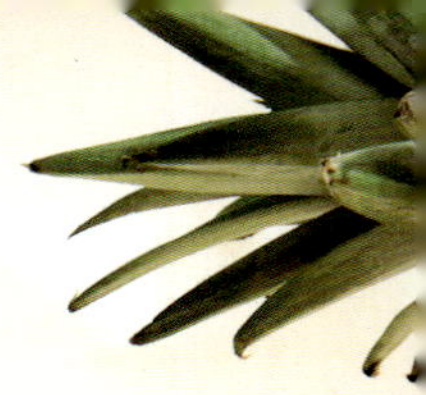

Ananas-Pfannkuchen/ Bananen-Pfannkuchen
vegetarisch

Für 4 Personen. Zubereitung: 20 Minuten.

Zutaten

300 g Weizen- oder Dinkelmehl, glatt
ca. 2/8 L Milch
1/8 L Mineralwasser
4 Eier
1 Prise Salz
2 P. Bourbon-Vanillezucker
1 TL Zimt, gemahlen
½ TL Kardamom, gemahlen
1 Msp. Sternanis gemahlen (mit einem Mörser)

1 mittelgroße, süße Ananas, in kleine Spalten (ca. 5 mm dick) geschnitten
Ahornsirup Grad A, oder Agavensirup
Kokosraspel

4–5 EL Ghee, zum Backen
Minze- oder Zitronenmelisse zum Garnieren

Zubereitung

Für den Pfannkuchenteig mit dem Mixer alle Zutaten miteinander verrühren, sodass ein homogener, nicht zu dickflüssiger Pfannkuchenteig entsteht.

Die Ananas schälen, in fünf mm dünne Scheiben und kleine Stücke schneiden.
Ein EL Ghee in einer Pfanne erhitzen, einen Teil vom Teig eingießen und gleichmäßig verteilen – ideale Pfannkuchendicke etwa drei bis fünf mm.
Ananasstücke gleichmäßig darüber verteilen.
Wenn die Unterseite goldbraun gebacken ist, vorsichtig mit einem Pfannwender und etwas „Schwung“ wenden, Hitze etwas reduzieren.
Die zweite Seite ebenfalls goldbraun braten.
Pfannkuchen noch einmal vorsichtig wenden, aus der Pfanne nehmen und heiß mit Ahorn- oder Agavensirup beträufelt und mit Kokosraspel bestreut servieren.
Nach und nach alle Ananas-Pfannkuchen backen.

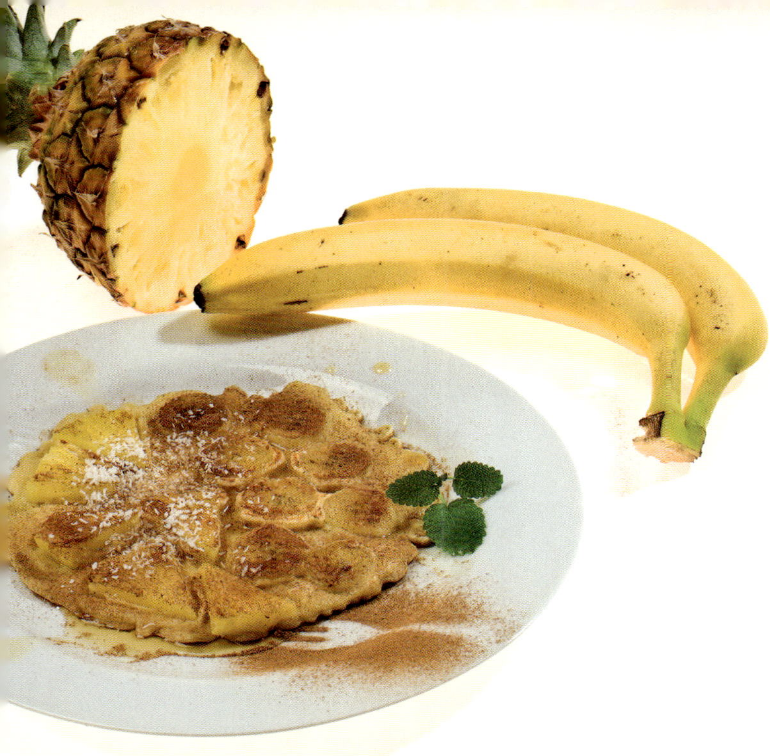

Bananen-Pfannkuchen

Pfannkuchenteig, siehe oben.
3 Bananen in 8 mm dicke Scheiben schneiden, kurz durch Zitronensaft ziehen.
Zubereitung, siehe oben.
Ahornsirup und Zimt über die fertigen Pfannkuchen geben und gleich servieren.

Apfelnockerln mit Zimt
vegetarisch

Für 4 Personen. Zubereitung: 30 Minuten.

Zutaten
300 g Mehl
ca. ¼ L Milch
2 Eier
1 EL Ghee
½ TL Salz

1–2 L Wasser
1 TL Salz

1 kg säuerliche Äpfel, geschält und in schmale Spalten geschnitten
100 g Rohrzucker
1 Stange Zimt
1 Msp. Kardamom, gemahlen
1 Vanilleschote, ausgekratzt oder 2 P. Bourbon-Vanillezucker
1 ½ EL Ghee
Wasser

Staubzucker, Zimt
Melisse- oder Minzeblätter

Zubereitung

Aus Mehl, den Eiern, Milch, Ghee und Salz einen weichen Nockerlteig zubereiten.

In einer Pfanne eineinhalb EL Ghee leicht erhitzen. Zimtstange (geschälte) in Spalten geschnittene Äpfel in die Pfanne geben, unter Rühren kurz anbraten. Zucker, Vanille und Kardamom hinzufügen, etwas heißes Wasser hinzugießen, zugedeckt bei mittlerer Hitze 10–15 Minuten dünsten.

Wasser mit Salz zum Kochen bringen, mit einem Löffel kleine Nockerln aus dem Teig stechen, nach und nach in das Salzwasser geben und bei mittlerer Hitze zehn Minuten kochen.
Nockerln durch ein Sieb abseihen, kurz mit kaltem Wasser abschrecken und zu den gedünsteten Äpfeln geben.
Weitere fünf Minuten zusammen dünsten – nicht kochen.
In Portionen aufgeteilt mit Staubzucker und Zimt bestreut und mit Melisse- oder Minzeblatt garniert heiß servieren.

MysticGhee

Glaube versetzt Berge

Ist es wirklich möglich, dass Ghee mystische Eigenschaften besitzt? Bei welchen Riten und Zeremonien wird Ghee verwendet? Kann es sein, dass Ghee jahrzehntelang haltbar ist? Kann man diese besonderen Eigenschaften auch nüchtern wissenschaftlich erklären?

Wir möchten an dieser Stelle darauf hinweisen, dass von alters her dem Ghee, obwohl es eigentlich nur durch einen Schmelz- und Kochvorgang aus Butter hergestellt wird, besondere mystische Eigenschaften nachgesagt werden.
Im Verlauf von vedischen Ritualen, die tausende Jahre zurückreichen, wird Ghee bei Trankopfern verwendet. Das Trankopfer oder die Libation ist eine besondere Art des Opfers. Dabei werden Flüssigkeiten, wie zum Beispiel Ghee, über ein geweihtes Objekt vergossen und so der Gottheit geopfert.

Ghee-Leuchter

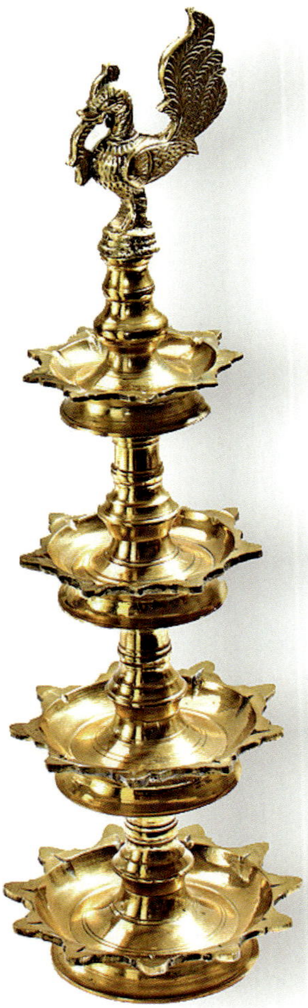

Ebenso dient Ghee als Brennstoff für hinduistische Votivlampen. Eine moderne Betrachtung von Feuern in Tempeln und Häusern weist darauf hin, dass beim Verbrennen von Ghee und anderen Stoffen Gase entstehen, die Substanzen enthalten, die den Geist der Menschen anregen und die Umgebung positiv aufladen. Der Flamme wird auch nachgesagt, dass durch sie krankheitserregende Keime abgetötet werden. Es besteht die Meinung, dass eine gerade Anzahl von Lampen sich in ihrer Wirkung gegenseitig aufhebt und deshalb bei der Ritualen immer eine ungerade Lampenzahl verwendet werden soll.

Beim Yajnya, der Entfernung von toxischen Zuständen in der Atmosphäre mit Hilfe von Feuer, wird ebenfalls Ghee verwendet.
Bei den Agnihotra-Feuern, einer sehr alten vedischen Feuerzeremonie, wirkt Ghee als Trägersubstanz für positive Energien. Dabei wird unter anderem Kuhdung mit Ghee bestrichen und verbrannt. Unter genau definierten Bedingungen zu Sonnenauf- und -untergang wird Reis mit ein paar Tropfen Ghee vermischt und dem Feuer geopfert.

Auch bei Hochzeiten und Begräbnissen und im Rahmen von Gottesdiensten salbt man Götterbilder mit Ghee.

Ghee wird bei Gebeten an Shiva beim Maha-Shivaratri-Fest mit anderen geweihten wertvollen Substanzen wie Zucker, Milch, Jogurt und Honig geopfert. Diese besondere Mischung nennt man Panchamrut.

Es gibt Tempel mit goldenen Brunnen, die mit Ghee gefüllt sind. Täglich wird aus dem Brunnen Ghee entnommen, das für die Zubereitung von Speisen für die Pilger benötigt wird. Die Pilger kaufen am Markt das kostbare Ghee und opfern es den Göttern. Somit füllt sich der Brunnen täglich wieder neu.

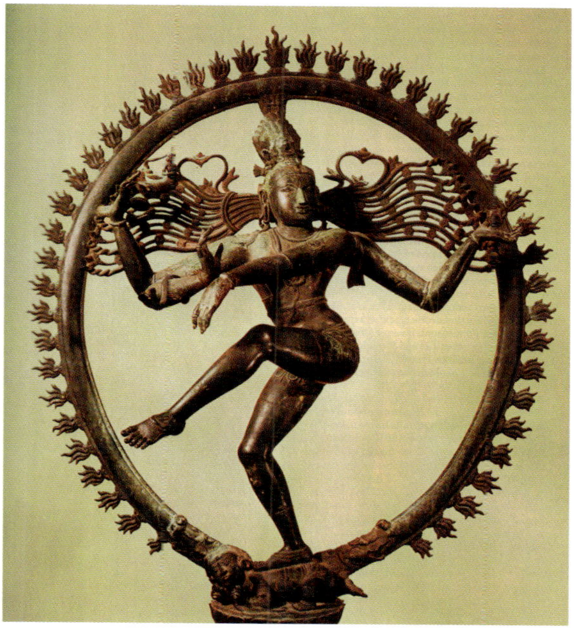

Im Yoga gilt, dass jemand, der Meisterschaft erreichen will, seine Ernährung umstellen muss. Während der ersten Stufen seiner Praxis wird eine Nahrung aus Milch und Ghee empfohlen.

Gottheit Shiva mit „Ghee-Flammen"

Großeltern geben in Indien ihren Enkelkindern zur Hochzeit Ghee als Glück bringendes Geschenk.

Es wird berichtet, dass eine Heilung von Verbrennungen durch fünf Jahre altes Ghee erreicht wird. Ebenso wird weit verbreitet geglaubt, dass 100-jähriges Ghee alles heilen kann.

Diese besonderen Eigenschaften versucht man auch dadurch zu erklären, dass Ghee monatelang nach der Herstellung noch über 90 000 Boviseinheiten besitzen soll. Boviseinheiten sind Energieeinheiten, die nach dem Franzosen E. Bovis benannt wurden. Wenn man bedenkt, dass „normale" Nahrungsmittel zwischen 2000 und 10 000 Boviseinheiten haben, kann Ghee als energetisch besonders hochwertig eingestuft werden.

Die positiven Energien des Goldes sollen auf das Ghee übertragen werden, wenn man beim Zubreiten des Ghees ein Goldstück mitkocht.

Auch in anderen Kulturen spielen Öle und Fette eine große Rolle.
Das „göttliche Heilmittel Ghee“ findet anscheinend im Raum des Mittelmeeres im Olivenöl der griechischen Göttin Athena seine Entsprechung. Mit der Radionik-Radar-Antennenanlage nach Bitterhof zeigte Olivenöl 100% Resonanz mit dem indischen Ghee (Resonanztest: Condicio tubi GmbH, Stumpesweg 21, 28325 Bremen).

Zur Herstellung von Ghee wird die an und für sich schon wertvolle Butter durch Wasserentzug konzentriert, und der daraus resultierende Gewichtsverlust macht das Ghee teurer als Butter. Als kostbare Substanz ist Ghee sicherlich für die arme Bevölkerung eine besondere Opfergabe.
Das konzentrierte Fett und die darin gelösten Vitamine können für eine unterernährte Bevölkerung als Energielieferant und Vitaminstoß sicherlich überlebensnotwendige Eigenschaften aufweisen und daher als göttlich angesehen werden.
Um die Bedeutung einer Ghee-Herstellung zu verstehen, muss man auch bedenken, dass es in klimatisch heißen Ländern, in denen keine Kühlschränke zur Verfügung standen, immens wichtig war, eine Möglichkeit zu besitzen, die Butter ohne Kühlmöglichkeit über längere Zeit zu konservieren.
Die Verwendung von Ghee zur Beleuchtung in Tempeln hat auch den Vorteil, dass beim Verbrennen wenig Rauch entsteht.

Es bleibt der Leserin oder dem Leser überlassen, an die mystischen Eigenschaften des Ghees zu glauben und auf ihre/seine Weise zu interpretieren.